# MAKING IT WORK
## CBR GOOD PRACTICES IN CHINA

# 社区康复
# 的中国实践

中国康复研究中心
中国残联社会服务指导中心 **主编**
国际助残联盟（法国）北京代表处

U0278108

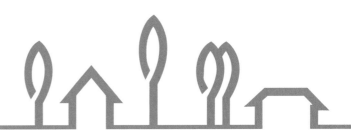

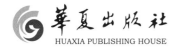

华夏出版社
HUAXIA PUBLISHING HOUSE

**图书在版编目（CIP）数据**

社区康复的中国实践 / 中国康复研究中心，中国残联社会服务指导中心，国际助残联盟（法国）北京代表处主编. --北京：华夏出版社，2018.3

ISBN 978-7-5080-9275-1

Ⅰ. ①社… Ⅱ. ①中… ②中… ③国… Ⅲ. ①社区服务－康复服务－研究－中国 Ⅳ. ①R197.1

中国版本图书馆 CIP 数据核字（2017）第 217657 号

---

**社区康复的中国实践**

---

主　　编　中国康复研究中心
　　　　　中国残联社会服务指导中心
　　　　　国际助残联盟（法国）北京代表处
责任编辑　梁学超　苑全玲

出版发行　华夏出版社
经　　销　新华书店
印　　刷　三河市万龙印装有限公司
装　　订　三河市万龙印装有限公司
版　　次　2018 年 3 月北京第 1 版　　2018 年 3 月北京第 1 次印刷
开　　本　787×1092　1/16 开
印　　张　11.5
字　　数　120 千字
定　　价　69.00 元

---

华夏出版社　地址：北京市东直门外香河园北里 4 号　邮编：100028
　　　　　　网址：www.hxph.com.cn　电话：（010）64663331（转）
若发现本版图书有印装质量问题，请与我社营销中心联系调换。

# 编委会名单

## 主　任
李建军、安　蕾

## 副主任
刘宇赤、郑飞雪、孙　鹤、路　娟

## 执行主编
蔡　聪、李彦双

## 参与编写人员
（按拼音首字母排序）

Sheila Purves、蔡迎红、格桑德吉、刘　林

李　红、司占杰、许老六

张金明、郑飞雪

# 目 录

# 前　言

　　社区康复是世界卫生组织提出的残疾人康复的三种途径之一，是为残疾人康复、机会均等、减少贫困和社会包容的一种战略，目的是倡导整合本地资源，正确对待残疾问题，改善环境，促进社区发展与残疾人康复工作融为一体、同步发展，使得社区所有残疾人得到有效的康复服务，享有均等机会，平等充分地参与社会生活，达到社会的和谐进步。中国是一个发展中国家，幅员辽阔，人口众多，地区间差异较大。据2006年第二次全国残疾人口抽样调查结果，我国现有各类残疾人8296万，其约75%的残疾人生活在农村。面对分散各地的大量残疾人的康复需求，发展社区康复事业，显得尤为重要。

　　中国的社区康复（CBR）自1986年开始兴办，至今已有30余年的历史。社区康复在国家经济和社会发展各个五年计划之中，都提出了该时期社区康复的目标和任务。在各级政府和有关部门的大力支持、社会力量和残疾人的共同参与下，通过三十多年的探索与实践，社区康复实施面不断扩大，社区康复服务能力不断提高，残疾人康复意识不断增强，数以千万计的广大残疾人获得了实实在在的实惠。同时，当前社区康复的模式已从过去的医学模式转变为医学 -- 社会模式，按照WHO等发布的《社区康复指南》所倡导的，更体现社区融合发展、残疾人全面康复的理念。社区康复现已成为中国开展残疾人基本康复服务的基础，而且也是我国推动实现残疾人"人人享有康复服务"，促进残疾人全面康复的重要方式。

　　过去二十年来，多个关注残障问题的国际组织，如嘉道理慈善基金会、国际助残、香港复康会、CBM等，以及众多的国内非政府组织，与中国残联及地方残联一道开展了多种形式的农村残疾人的社区康复试点工作，实施了一批社区康复项目，目的在于以点带面，发挥试点项目的示范作用，将试点项目取得的成效推广到更多的地区。

这些项目的实施对中国农村残疾人的社区康复和社区融合进行了非常有效的探索，取得了一些工作成果和经验。

目前已经进入了十三五规划的实施阶段，中国残疾人社区康复的重点和难点依然在农村地区，而这些国际合作项目基本都已告一段落。因此，非常有必要利用这样的契机，对过去的工作成果和经验进行梳理、分析和总结，寻找可复制、可推广的有关农村残疾人社区康复及社区融合的良好实践，利用这些实践模式更好的带动和促进农村残疾人社区工作的拓展和创新。

本书以国际助残组织开发的"行之有效"的工作方法为参考。该方法是以记录良好做法的事实为基础，然后通过利用这些良好做法向决策者、服务提供者及其他发展利益相关者提出建设性、切合实际的建议，将注意力转移到有效方面以及如何效仿或者"规模化推广"。这种对现有专业知识和良好做法加以总结、利用的过程在资源有限的国家是特别有效的。

为确保找到符合当地残联和其他关注残障的组织需要的，也符合国际理念的社区康复的实践案例，经国内 20 多名社区康复领域的研究人员和实践者组成的专家委员会共同商讨，确定了我们筛选案例的标准，包括：

1. 不违反残疾人权利公约的原则；

2. 以人为本的（符合残疾人需求的）；

3. 残疾人充分参与的；

4. 个性化的，典型性的；

5. 简单可行的；

6. 可复制的；

7. 公开的；

8. 高效的；

9. 创新性；

10. 在当地产生了积极的影响；

11. 符合当地实际的，形成了可操作的模式；

12. 适应当地的文化；

13. 可持续的（管理、技术、人力、资金的可持续和长效机制的建立）；

14. 社区融合发展的；

15. 低成本，可支付的；

16. 不过度依赖外援。等 16 项内容。

专家委员会根据这些标准，从众多开展社区康复项目征集的案例中评审出 25 份收入本书，按照五个主题：个体赋能、群体赋能、社区动员、项目管理和融合与倡导进行分类、归纳，详细展现了通过残疾人个体能力建设、意识和心态以及生活质量等方面产生积极改变的做法，如何提升他们的社会参与状况和自我决策、自我发展能力。其中：

第一章 个体赋能有六个案例，展示了通过对残疾人士提供个性化的服务、自主生活能力的培养、支持性服务、参社区活动的机会、沟通无障碍等方面的支持，从而提高了残疾人主动参与社会的意识以及能力。

第二章 群体赋能，用六个案例介绍了以村残协（基层自助组织）、各类残协组织、残疾人自助小组为平台，组织开展形式多样的有效活动，提升残疾人群体能力建设的具体做法。案例中，通过挖掘残疾人自身资源，用他们自己的经历去影响他人，形成互助、同伴学习的氛围，达到了自助、助人的目的，对残疾人群体赋能发挥了积极作用。

第三章 社区动员，通过四个案例展示了如何动员社区积极开展残疾人社区康复工作，促进不同年龄残障者的社会融合的做法，强调了社区相关部门协调，社区资源的整合利用、宣传教育、无障碍环境的建设等在社区动员中的积极作用。

第四章 项目管理，通过四个案例从不同角度介绍了社区康复项目管理的做法和经验。社区康复的项目实施是提供服务、总结经验、探索模式的重要途径，项目管理是保障项目顺利实施、达到预定目标的关键，无论国际合作项目还是国内社区康复项目，加强项目科学化、规范化的管理意义重大。

第五章 融合与倡导，通过五个案例介绍了社区康复中融合与倡导的具体做法。在全面建成小康社会的新征程中，如何将国家重大举措，如新农村建设、精准扶贫、特殊教育提升计划等落实到需要帮助的残疾人身上，是本章的看点，揭示了社区融合与倡导在社区康复中的重要作用，融合与倡导是实现社区康复主流化的重要途径，使得残疾人能享受到政府提供的主流服务，为残疾人平等参与社会创造了条件。

书中收录的每一个案例作为一节，通过详细的案例描述和专家点评展现社区康复在中国的实践情况，介绍案例成功的经验和复制推广的建议，同时也藉此激发残疾人的正能量，为他们的个人发展提供信心和参考。同时，也希望本书成为国际社会了解和认识中国社区康复的一个重要窗口。本书附录部分还收录了社区康复概念的演变、国际社区康复及我国社区康复的发展等相关内容，并对"行之有效"方法做了详细的解释，以供读者参考。

书中25份鲜活的案例展现在大家眼前，让我们感触良多。通过项目的实施，我们看到很多的改变，残疾人从最初的悲观、迷茫、失落或绝望，到后来的积极、阳光、向上，勇敢面对困难，笑对人生，很多残疾人成为社会的励志榜样……；从一些公众的不理解、排斥，到后来的了解、认可、包容，再到后来的积极参与、主动关心，提供帮助；从一线服务人员、各级管理者对现代残疾观、康复观全新的认识、理解，重新构建开放、包容的康复理念，从而影响到工作态度和具体行动，包括管理方式方法的改进，等等，无不散发着人道主义的光芒和人性的温情，可以说社区康复项目的实施对残疾人事业产生了积极向上的影响。在社区康复探索实践过程中，大家尊重生命、热爱生命，践行以人为本的理念，让残疾人在更加和谐、包容的环境中体味自我存在、追求美好生活、实现人生出彩。

本书只是博海拾贝，但也是中国社区康复实践的一个展现，更是对每一位社区康复参与者、实践者、支持者辛勤努力的一个回应。在编写本书过程中，又让我们回顾和重温了社区康复项目实施期间的过程和点点滴滴，此时只想说，感谢每一位参与者的付出和努力，包括残疾人自己和他们的亲属。同时感谢中国残联及残联系统从上至下的关注和支持，各级政府、各相关部门的重视、参与。感谢中国残联康复部、国际部、计财部等的具体支持指导，多个NGO的支持、各领域专家的参与和支持。

由于时间较短和"行之有效"工作方法应用经验的局限，本书在编写过程中也存在着许多不足和挑战。比如，为了在短时间内收集到覆盖更多地区、更多残障类别和更多干预类型的案例，编者们更多使用了社交培训和远程访问的形式进行案例的征集和采编，由于未能与案主有更直面的接触和了解，这可能使得部分案例的描述和分析不够直观或深刻。此外每个案例的描述可能更多的侧重在体现成功的一面，实践的结果都是积极向上的，对于实践过程中遇到的困难和挑战的描述不够深入等。本书尽量保留了故事的内容和专家点评，没有更多文字加工，通过原汁原味的描述和分享，尽可能表现社区康复工作开展的特点，着眼在残疾人的基本需求的关注，平实、质朴、细微、具体。对本书的不足，敬请广大读者批评指正。

李建军、安蕾

# 第一章 个体赋能

## 第一节 引言

　　《社区康复指南》提出赋能包括宣导沟通、社区动员、政治参与、自助小组、残疾人组织。赋能不是他人输送给你的，而是残疾人的思维方式应由被动接受者转变为主动参与者和贡献者。赋能的途径包括建立自信心和自尊心、获得信息、获得知识和技能、得到他人支持帮助、参与家庭和社会生活等。本章以个体赋能为题，重点关注对残疾人个体能力建设、意识和心态以及生活质量等产生积极影响和效果的做法。通过不同经历的残疾人的故事，看到社区康复中赋能带给残障者及其周围人的巨大变化。

# 第二节 康复治疗与社区康复相结合

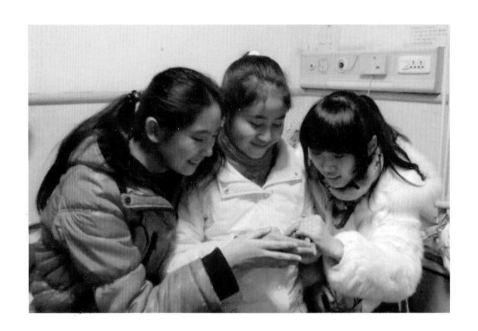

## 背景：那场地震改变了很多人

　　我叫董翠霞，来自四川青川县的一个小村庄，是个活泼好动的女孩。但是，2008 年那场震惊全国的大地震，让正在学校上课的我顷刻间遍体鳞伤，也让我从那时起，变得沉默寡言。

　　当我在废墟里被抢救出来后，经检查，除了一些皮肉伤以外，我的髋关节严重受伤，需要进一步治疗。于是，在政府的帮助下，家人将我送到了河南一家医院进行治疗。

　　当时，医生给出的结论是髋臼损伤。他们帮我打了钢钉，在观察了几天之后，发现没什么变化，就让我出院回家。

起初，我也觉得自己的伤并不厉害，基本上不太影响行动。不过，为了保险起见，回到四川，我还是去了广元的震后康复中心进行了三个月的康复。在确认没什么问题之后，2008 年的 9 月，我便回到学校继续读书。

然而，这样的生活并没有持续多久，大概过了半年左右，我发现自己的髋关节有些疼，特别是在阴天下雨的时候，我简直就是最准确的天气预报。

当时，家里人跟我说，这是做过手术的正常反应，所以就没太当回事。可是，这种情况一天比一天严重，后来甚至在不变天的时候也会疼。这让我有些恐慌。不知道自己的病情有多么严重，担心会影响学习。当时心里整天都在想，如果不能上学了，那自己应该怎么办？作为家里的老大，我还要照顾弟弟妹妹。如果自己倒下了，不仅不能给家里帮忙，而且还要给父母增加极大的负担。于是，我的情绪也变得烦躁、易怒，并且不爱和人交流。

## 实践描述：是不幸，也是幸运

就在我的腿一天比一天严重的时候，抱着一线希望，我再次来到了广元进行康复咨询。我记得当时正好有几名来自香港复康会的专家在广元为几位伤者进行会诊，他们看到我的情况后，便决定给我也做一次会诊。当结果出来以后，我觉得自己的世界一下子变成了灰色。他们告诉我，说我得的是股骨头坏死，需要做关节置换手术。

对于一个高中没毕业的女生来说，我不知道这意味着什么。心里有的只是无边的恐惧。特别是当他们跟我说手术可能会出现的一些后果之后，想到平时大家说的"残疾人"，更是畏之如虎。尽管他们说那些可能出现的概率微乎其微，但是我还是不能接受。于是，在会诊之后，我便回到了老家。因为病情严重，我也暂时办了休学，整天待在家里。那段时间，我的情绪跌落到了谷底，不说话，不做事。原本活泼的我

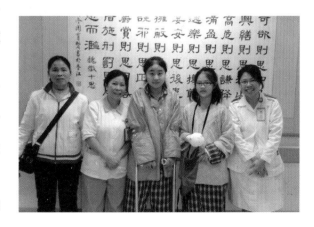

变得沉默寡言。妈妈看到我的样子，心里也非常难过，总是偷偷地掉眼泪。

半年以后，广元那边的康复人员和香港复康会的专家，再一次来到我家，为我做检查。他们告诉我，现在是做手术的最佳时期，如果继续拖延的话，后果会更严重。但是，我依然无法说服自己。于是，父母和其他的亲人便开始劝我，要坚强一些，说做了手术我就能够正常走路了。面对父母期待的眼神和鼓励的话语，在做了一番艰苦的挣扎之后，我终于在手术同意书上签了字。

我的手术是在香港做的。记得做完手术的第二天，医生便让我下地走动。但我还是有些犹豫，觉得刚做完手术能下地吗？不过，在医生再三鼓励下，我还是尝试着下床走动。当我迈出第一步时，发现并没有想象中那么疼痛和不灵活。于是，我的信心也多了几分，每天都在医生的指导下进行康复训练。

由于我康复的速度比较快，情况也很稳定，所以很快便出院回家了。在家休养了四个多月后，我再次返回学校读书。因为病情得到了好转，我的心情也随之好了不少。但是，我依然有些沉默，不愿与人沟通。

在回到学校以后，我也遇到了不少挑战。学习上的不适应，对新同学的不熟悉。如果是以前那个活泼开朗的我，对于这些困难来说，根本不是什么问题。但是，对于经历变故后的我，这些却让我更加沉默。

发现我的问题后，为了帮助我进行心理上的康复，以前在广元帮我做康复的工作人员将我推荐到了震后青少年成长小组。在里面，我结识了很多和我一样因地震受伤的同龄人。我们经常在一起聊天，一起搞活动，接受一些人际交流方面的培训。通过近两年的时间，我和小组里的很多伙伴在性格上都有了很大的变化。我觉得以前的我似乎又回来了。

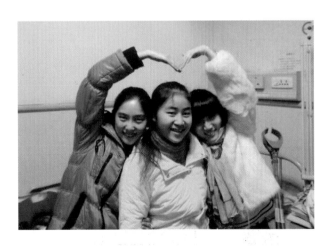

此后，我虽不再接受康复培训，但是在有时间的时候，

我依然会来到这个小组，作为志愿者，为刚刚加入小组的人进行辅导。我希望通过自己的经历来鼓励更多的人，走出阴霾，重新振作起来。

现在，我已经成为了一名幼儿园老师，每天都跟可爱的孩子们在一起。尽管地震让我的生活发生了很大的变化，也让我承受了很多痛苦。但是，我却得到了来自各个方面的人所给予的帮助和支持。让不幸的我，重新找到了属于自己的生活。

所以，我虽然因地震而遭遇不幸，但是同时我又是幸运的。因为这让我找到了新的方向。我相信，我以后的生活会更加精彩。

## 变化：从受助者到助人者

从地震受伤到进入震后青少年成长小组进行心理康复，这期间我一直是作为受助者，接受别人的帮助。然而，当我重新振作起来后，便作为志愿者继续留在小组中为其他人服务。我从一个受助者渐渐转变成为一名志愿者，用自己的经历和内心的转变过程去帮助更多的人走出阴郁，找到属于自己的人生。

从 2008 年受伤到 2012 年，我重新振作起来，这个过程虽然时间不算太长，但是却让我从一个快乐的小女孩儿变成在痛苦中挣扎的伤员，又在外界的帮助下从阴霾中重新振作起来，面对崭新的人生。但是，我也时常在想，如果没有及时的检查，没有后续的心理支持与康复，可能我的人生，还会在一片灰暗中继续走下去吧。

### 影响

现在，我最主要的工作是在幼儿园上班，和我班里的几十名孩子在一起。虽然很辛苦，但是也很开心。

在周末的时候，我还会去参加原来小组的活动。为新加入的成员做一些心理辅导、人际交往方面的培训。虽然，我讲的内容不算专业，但是我的经历却是真实的。我希望用自己的真实经历去感染每一个人。同时，我还经常为其他的志愿者进行培训，让他们对残障群体更加了解，从而让他们的志愿服务更加专业。

2014 年，我和当初参与小组活动的几个核心成员一同推动成立了"伴你同行义工管理团队"，我们不仅为弱势群体提供直接的志愿服务活动，还吸纳其他的义工加入，利用我自身的经历与这些年的经验，为新晋的义工提供理念和服务技巧的培训。

这些事情，我们会一直做下去。我也相信，会有更多曾经如我般接受帮助与支持从而走出来的新人们，他们也会如我一样，成为赠人玫瑰的那个人。

## 可持续发展因素

对于一个因灾受伤的人，除了帮助其进行身体上的康复以外，最重要的就是心理上的康复。不仅要让她走出灾难所造成的阴影。重新建立自信，而且还要帮助她寻找新的生活方向和人生目标。

而正是因为有过这样的经历，能够从中走出来的他们，才更能体会到跟他们有着同样遭遇与内心挣扎的人的需求。从项目的角度来讲，我们能够服务的人是有限的，但是这些接受过服务的人，他们又能成为一个更好的服务者、支持者，去帮助更多人，从而形成一种良性的循环，使之一直持续下去。

## 专家点评

案例描述了小霞遭遇天灾之后的自身经历，接受了紧急救援和康复，经历了身体上的痛苦和生活中的诸多不便，而且身体上长期的痛苦也造成了她消极的情绪和精神上的负担。在康复人员的支持引介下，小霞通过加入青少年小组，收获了同辈的关爱和支持，也有了更多安全的交流的机会，这些都促进了小霞的心理转变，改变小霞原先的闭塞状态，并最终从接受者的角色转换到可信赖的贡献者的身份，这是最积极的一面。

小霞的故事通过经历灾害变残障和接受社区康复服务后的视角对比，告诉了我们社区康复意义的价值，体现了社区康复的目标最终是让残疾人回归到生活中去。社区康复工作不光要解决身体上的问题，更重要的是让残疾人再次成为社会的一分子，以社区康复的理念逐渐地延伸残疾人的能力。

下面是促成在这一良好实践的两个重要因素。

治疗与早期康复：我们能感觉到小霞得救后的宽慰，以及由于长期遭受的痛苦和困扰而导致情绪上的起伏不安。这就更加证明了治疗与早期救助的重要意义。

同辈支持：我们可以看到小霞通过加入同辈小组，加强了她与外界的沟通和连接，恢复了身体功能和社会功能，满足了她多元化的需求，也实现了自我价值的提升。

　　而社区中很多的残疾人都面临着身体和心理的双重康复的需求，但仅依靠手术甚至配合康复治疗也无法完全改善病患的情绪，社会支持也是持续需要的。

　　在社区层面上，也有很多可以开展的工作。如看到了卧床不起的人，我们可以询问他 / 她在家里有没有做些运动和训练，督促指导他 / 她开展家庭康复训练；在社会心理上，组建同伴支持，有个安全的地方可供聊天；鼓励他们走出来并积极参与，这些都是社区层面可以做的。

　　虽然社会服务支持的效果需要较长时间才能显现，但建立起连接着康复治疗和社区服务的桥梁是非常必要的，而且是可行的。通过搭建沟通交流平台，促进包括残疾人之间的连接、残疾人与非残疾人的连接、残疾人与康复资源的连接、残疾人与小组的连接等，有助于促进残疾人自身的转变，也提升社区对残障的认识和理解，营造一个尊重和支持残疾人的良好的社区环境，构建一个充满"关爱"、"支持"与"理解"的社区支持网络。

# 第三节 发掘残疾人的潜能

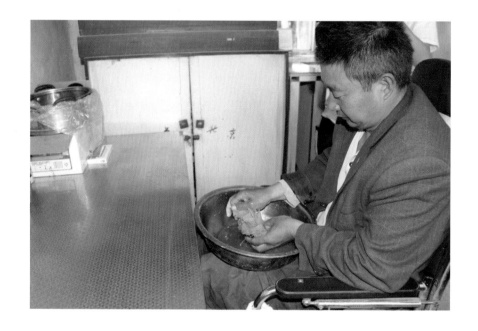

## 背景：躲过了天灾，却摊上了人祸

我叫李和平，是山西省平陆县张店镇侯王村的一名普通村民。在2008年以前，我和其他人一样，靠着自己的力气在村里打工吃饭。家里有父母、老婆和两个上小学的女儿，日子过得平静而安逸。然而，2008年虽然震惊全国的大地震没给我们家造成什么影响，但是我依然没有逃过命运的捉弄。记得那天我正在家里喂鸡，一个哥们儿突然来到家里问我有没有工夫跟他去趟山上拉点材料。我想，反正闲着也是闲着，于是便跳上他的卡车一起出发了。

当我们装满材料下山时，卡车突然失去了控制，快速向山下冲去，而我因为没有任何的思想准备，一下子被甩到车下，一个车轮还从我的后背碾压过去，当时我就失去了知觉。当我再次醒来时，已经躺在了病床上，医生告诉我，我的脊髓受到了损伤，导致下肢残障，以后再也不能走路了。打击来的太突然，我实在无法接受。然而，俗话说福不双至，祸不单行。我在出院不久，老婆也带着两个女儿回到了娘家，唯一留下的只有一份离婚协议书。当时，我的心情只有两个字可以形容——想死。

之后的日子，我每天都是躺在床上，不言不语，每当有人跟我说话，我总是以手遮面，觉得自己实在没脸见人。年过花甲的父母每每看到我的样子，总是唉声叹气，却又不知道该如何开导我。而我，在看到他们的愁容时，心里更是像针扎一样，觉得自己完全就是个废物，是父母的累赘，活着就是浪费粮食。于是，就趁着家里没人的时候尝试着用菜刀、农药等结束生命，但是每次都被阎王爷拒之门外。

## 实践描述：不速之客带来的希望

大概是我受伤后的第二年，那天村长带着几个陌生人来到我家，他们说自己是残联的人来调查情况的。想让我说说自己是怎么受伤的，需要什么帮助，当时我很紧张，也很害怕，我不知道他们到底想干什么，我唯一的想法就是让他们赶紧走。但是，因为人是村长带来的，也不敢随便发火。所以，我就采取了你有千条妙计，我有一定之规的对策，无论他们问我什么，我都一言不发。而且，当时的我处于极度的自卑之中，害怕见到任何一个陌生人，所以在他们走进家门那一刻起，我便一直用手捂着脸，不让他们见到我狼狈的样子。

在询问了几个问题没有得到我的回应后，那几个人便离开了。当时，我心想，这肯定又是哪个干部假模假式下来走访装样子呢。但是，让我没想到的是，过了几天，那几个人又来了。而且这回还带了一些生活用品，诸如洗衣粉、肥皂

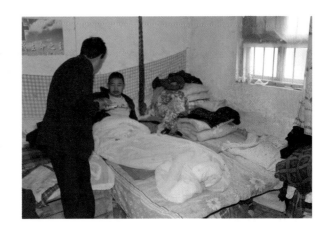

等日用品。他们当中一个姓吕的告诉我，我们是来调查情况，希望为你提供一些帮助的。虽然这次我没有用手捂住脸，但是对于他们的问题，我依然采取了闭口不答。直到那个姓吕的问我，想不想见女儿，当时我的心猛然漏跳了一拍。试问，作为父母有谁不想见自己的孩子，何况我已经一年半没有见到两个女儿了。看到我的反应，吕先生便说，我会想办法让你见到孩子的。

果然，几天以后，吕先生真的带着我的大女儿来了。当时，我心里的激动，不知道怎么用语言形容。看着长高了的女儿，我不知道该说什么。半天才说了一句话：吃饭了吗？……和我的激动不同，女儿见到我，并没有什么反应，估计是看到我像乱草一样的头发和胡子有些害怕。在女儿走后，吕先生跟我说，他们下次还来，但是不想看到我现在的样子。

通过几次的接触，加上见到女儿的喜悦，对于吕先生一行人，我也渐渐接受了。因此，当他们再次询问我的病情时，便如实地进行了回答。见到我的配合，吕先生很高兴，为了鼓励我重新振作起来，他通过手机让我看了很多残疾人自强不息的故事。比如失去双手双脚的尼克的事迹，还有我们当地的几位下肢瘫痪的人自主创业的故事。通过这些故事，我渐渐地觉得，自己虽然不能走了，但是双手还在，还可以做很多事情。于是，我便跟吕先生说，我想走出去。于是，他们便为我找来了城里的专业康复师，为我做康复，教我如何在轮椅和床之间挪动，以及如何在轮椅上做减压运动。为了让我的康复有效果，吕先生还专门找了乡里残联的人来每天监督我。通过一段时间的练习，我终于可以驱动轮椅出门了。为了让我的行动更加方便，吕先生和当地残联给我的家里做了无障碍改造，让我出入自由。

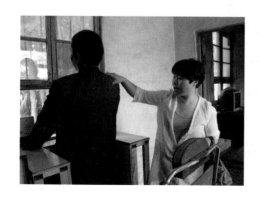
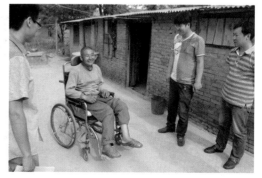

在生活上可以自理之后，吕先生问我，想做点什么。因为没怎么上过学，我也不会什么技术，只有受伤以前养过鸡鸭等家禽。于是，我就想再养养鸡和鸭子。

因为每天要给鸡鸭割青草，我就自己自制了一把长把镰刀，这样在割草的时候就不用弯腰了。每当我在轮椅后面拉着一大捆青草回来的时候，都会引来乡亲们的侧目。起初，大家还觉得有些心酸，都会用同情的目光和语言来安慰我，每当这时，我都会送上自己灿烂的微笑。时间长了，大家都习惯了，也就不新鲜了，甚至有时候还有人打趣说：今天的草有点少啊之类的话。

现在，靠养鸡养鸭，我每个月都会有五六百元的收入，加上家里原有的七八亩药田，家里的日子也宽松了很多。

当我彻底摆脱受伤的阴影后，一次和吕先生聊天才知道，他们之所以这么帮助我，除了残联本身的责任以外，主要是因为当时有一个叫作嘉道理的社区康复项目，就是专门帮助农村的残疾人脱贫脱困的。说实话，我非常感谢这个项目的每一个人。如果没有他们，估计现在的我还是一副躺在床上半死不活的样子。

在生活上，由于父母都已经年过古稀，所以我还承包了家里大部分的家务活，比如做饭，洗衣之类的。去年，老父亲因病卧床，除了喂鸡喂鸭，我还要照顾老父亲，可能是疾病的原因，他的脾气变得很暴躁，经常挑这挑那。有时候，我也会很烦躁。不过同时我也反思，自己在刚受伤时候的脾气，比现在的父亲坏多了，当时父母是不是也非常苦恼和无奈呢？于是，我便更加精心地伺候父亲，直到他半年前离世，留下我和母亲相依为命。

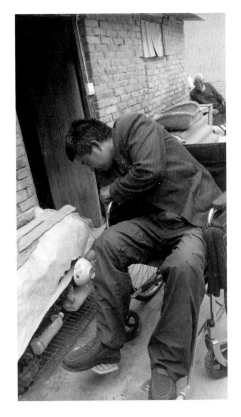

## 变化：从蓬头垢面到意气风发

刚受伤时，我就像一个乞丐，蓬头垢面

地缩在床上，不肯见任何人。整天想的就是怎么去死，去解脱。但是，在嘉道理项目的支持和帮助下，我不仅在面貌上焕然一新，而且在心态上也有了好好活下去的想法。在他们的帮助和自己的努力下，我再一次走出家门，去为自己、为家人而奋斗。可以说，没有嘉道理项目，就没有现在的李和平。由于我的改变，两个女儿对待我的态度也有了变化，她们不再躲着我。每个月都会来看我，和我聊天。我也经常给她们买一些小礼物，给她们一个惊喜。

### 影响：只要愿意，我们同样可以活出自己的精彩

虽然我周围的人看到我现在的样子，总会竖起大拇指说：和平，你真了不起，真棒！但是，我觉得自己和别人没什么区别。我觉得别人能做的，我通过努力也可以做到。如果非得说点什么的话，我只想对那些和我一样后天致残的朋友们说：虽然我们经历了很多人不曾经历的痛苦，但是这并不意味着我们从此便一无是处，什么都做不了。相反，我们只要愿意，肯努力，同样可以做很多的事情。我希望也愿意用自己的亲身经历去影响和改变更多残疾人自暴自弃的现状。

### 可持续发展的因素

对于一名后天残障者，除了帮助他改变生活的现状，更重要的是改变他的内心状态。让他从受伤的极度自卑当中振作起来，重新鼓起生活下去的勇气，从而为家庭减少负担，为社会传递更多的正能量。所以，不只是李和平，对于每一个需要帮助的残疾人，我们都可以通过这样的方式让他们生活的更好。

### 专家点评

生活在广大农村的残疾人中，因车祸致残的人大有人在。从心态上说，不论他们本人还是家人，都难以接受突如其来的变故。突然的功能缺失往往会产生很大的心里落差，封闭自己，不与外界接触，难以面对现实，往往选择放弃的心理比较多。在案例故事中，李和平的成功转变在于：通过启发自我意愿，让残疾人想要自我改变；优势角度看待残障，帮助残疾人分析自我利弊；通过具体的措施让残疾人逐步看见和发挥自己的能力；帮助残疾人建立可持续的生活新常态。

社区康复工作人员因人而异、因地制宜，实施了有效的家庭康复，身体功能得到改善和恢复。发掘其潜能，促进自主创业，对症下药的工作方法恢复了生活的自信心，非常值得推介。

另外，这个案例还有一个值得肯定和关注的地方是，空谈扶残助残的口号不如让周围的人亲身看见、感受残疾人的变化，让普通大众通过鲜活的例子真正了解残疾人并不是"残而废"，他们依然还有许多的能力。而工作人员在做心理疏导时，也正是让残疾人重新评估自己的身体和能力，并在今后的康复过程中最大可能地发挥这些优势，最后才有了李和平的心声："我们只要愿意，肯努力，同样可以做很多的事情。"李和平不仅成了一个受助者，现在也以自己的经历重新看待别人的喜怒哀乐，并且愿意去帮助其他的人，成为一个助人者。

特别值得关注的是该案例中的两个工作亮点：

1. 爱的力量：爱是社区康复最好的切入口，是激发家庭整体康复体系的重要方法，不论是父母之爱、朋友之爱、家人之爱、残疾人工作者与患者之爱。如果没有爱作为桥梁和纽带，社区康复是无法开展的，效果也是无法显现的，更无法保证康复效果的长期稳定。在李和平的案例故事中，工作人员通过关心其生活（给予生活用品：洗衣粉、肥皂等，帮助找到两年未见的女儿）让其感受到了爱，打开心扉。所以说爱是残疾人社区康复中的催化剂、促进剂和表面的活性剂。

2. 故事传情，情感分享：对于任何类型残疾人的康复，通过故事分享情感是提升社区康复的力量，也是达到最终效果的关键点。最佳的情感分享方式，不是大家在一起开座谈会、聊天（当然这种形式有时候也是极其必要的），而是通过互相微笑、眼神的交流、肢体的鼓励和语言上的赞美来实现的。在案例故事中，工作人员通过尼克、当地残疾人的故事，与自己的残障形成了鲜明的对比，让患者从而得到安慰和鼓励。选择了自己擅长的工作方式，具有长远的意义。

这样的例子可以在中国许多地区找到类似的需求，只是复制过程中需要：（1）工作人员能从优势角度重新看待残疾人，即看到残疾人的优势和能力，在今后的帮扶中，可以"扬长补短"；（2）能够全面看待残疾人的需求，意识到实现人之价值可以有很多途径，医学的障碍并不能成为阻碍社会价值体现的借口，给予机会，找准方法，实现残疾人的自理（无障碍、辅具适配、日常生活技巧）和自立（力所能及、因地制宜发展），最终的社会参与（走出家门，参与社区生活）；（3）家人的支持和配合，当地工作人员的不懈努力更是成功的保证。

# 第四节 激发残疾人心理转变

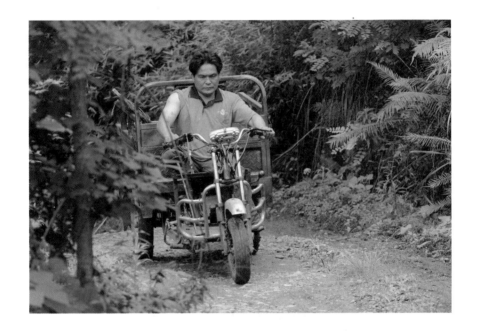

## 背景：听到名字就让人头疼

　　我叫李杰文，来自四川蓬安县相如镇清水铺村，很多人都喜欢叫我铁拐李。由于先天性小儿麻痹，我从小行走就非常困难，只能依靠小板凳走路。后来，我用两根木棍制作了一副简易的拐杖。小学毕业后，因为家附近没有中学，我便没再上学，在家里学着做各种农活、家务活。1991 年，因为严重的肌肉萎缩，两条小腿被截肢，虽然以前我也需要依靠拐杖行走，但是那时候双腿毕竟是完整的。可是被截肢以后，我总觉得跟别人不一样了，自己真的变成了一个残疾人。于是，我不再像以前一样积极地干活，也很少和周围的邻居讲话，对于陌生人，更是从来都远远地躲开。后来，家里人给我娶了个媳妇，她叫喻群霞，在智力上有点障碍。所以，家里人根本不让她干活。而我，不仅要照顾她，还要下地干活，回家喂猪、喂鸡，洗衣做饭，就这样，勉强维持着这个家。后来，一次偶然的机会，我听说邻村的一个残疾人去乡里上访，结果拿到了一些生活费。于是，我也带着老婆到乡政府、县政府上访，要求政府给予照顾。一次不成，我就去两次，两次不成去三次。

时间长了，我都成了当地的名人，领导们一提到我的名字就头疼。不过，在我锲而不舍的努力下，还是争取到了一些生活补贴，尽管不多但多少也是一笔进项。于是，为了争取更多的权利，我决定要把上访之路进行到底。

## 实践：从老大难到励志榜样

2012 年，我们县成了嘉道理项目的服务点，于是我这个当地的"名人"很自然地就被列为服务对象。

起初，残联的工作人员来我家找我谈话的时候，我其实是很排斥的。我觉得现在的日子虽然不富裕，但也能凑合活着；再加上这些年在家里待的时间太长了，从

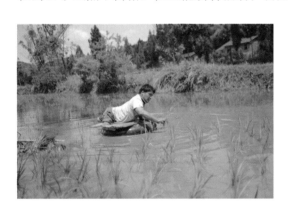

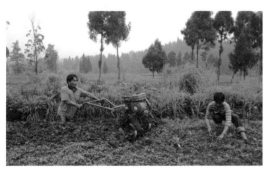

心里讲，我不想去干更多的事情。不过，残联并没有因为我的态度而放弃。之后又一次次地找我谈话，并且还给我看了很多残疾人自强不息的报道。在他们的鼓励下，我终于有些心动了，决定试一试。于是在 2013 年初，我参加了县康复中心在相如镇组织的"残疾人生计支持初级技能培训班"。在培训的过程中，我不仅掌握了一些养殖方面的技能，更重要的是在这个培训班里，我还认识了一些和我情况差不多的残疾人。在和他们聊天的过程中，我的自信心也有了一定

程度的提升。于是在培训结束
以后，我决定要理论结合实践，
既然学了就不能白学。于是，
在村委会的帮助和支持下，我
在村公路边上开了一家小卖部，
卖一些日用百货。不仅如此，
因为以前我就自己养过家禽，
我决定发挥自己的优势，继续

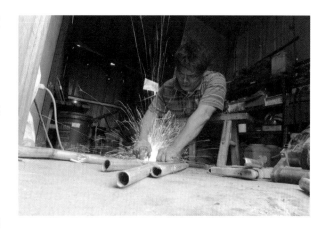

饲养，而且还要扩大规模。我一口气买了 500 只鸡。虽然突如其来的忙碌让我有些
不适应，但是每晚躺在床上时，回想一天的工作，我觉得自己过得很充实。8 月份的
时候，残联的人帮我合算了一下，我的小卖部和养鸡厂纯收入已有 8000 元，这让我
欣喜不已，干劲儿更足了。残联的领导看到我的成绩，也继续给我打气，希望我能
够有更大的成就。于是，在政府的帮助下，我在 2013 年底，又承包了一个鱼塘，政
府还送了我鱼苗和饲料。此外，我还把家里的老房子改成了一个小型的养猪厂。因
为实在忙不过来，我便开始雇用村里的村民帮忙，并且按时按点支付他们工钱。虽
然有时候资金周转不是很宽裕，但是我也从来不拖欠大家的工资。

而让我没有想到的是，在帮助我脱贫致富的同时，残联的领导也没有忘记我的
老婆。因为她有智力问题，以前在家里我不让她干任何活，所以她也什么都不会做。
看到这样的情况，残联的领导专门找来在这方面有经验的康复师，指导和教她做一
些简单的家务，比如打扫卫生、洗衣服。还让她在我的养鸡厂和养猪厂帮忙喂猪和
喂鸡。自从她学会了这些技能，每天都会在规定的时间内做好自己该做的每一件事。
这样，不仅一定程度上帮了我的忙，而且她的脸上也多了很多满足的笑容。

我凭借自己的努力做出了一些成绩后，残联领导还找来了县里、省里，甚至是
国家级的一些媒体，对我的事迹进行报道。当我在报纸上、电视上看到自己的照片
和视频时，心里非常激动，同时也觉得自己的压力更大了。因为我知道自己有多大
本事，虽然干的热火朝天，但是并不专业，很多养殖技术我都不是太懂。于是，县
残联的领导又联系了县里农牧局的技术人员，对我进行专项培训。通过学习我掌握

了一些养殖技术，对于以后的工作，我充满了信心。

2015 年 5 月的一天，我突然接到了自称是省残联办公室的一个人打来的电话，他说我被选为第九届残疾人运动会的火炬手。当时，他说的是普通话，我没太听懂，以为是骗子来诈骗的。巧的是，那天县残联办公室主任正好在我们村里考察。我就跟他说了这件事，他问清楚经过之后，便高兴地跟我说，这是真的。当时我在想，幸亏说了一下，要不然，我可就错过了一件千载难逢的好事。

如今，我的生意一天比一天红火，我也成为了当地的名人，经常被邀请到各地去演讲，说我是啥子励志榜样。我不知道啥叫励志榜样，我只觉得，自己过得很充实，也很快乐。

## 变化：从自怨自艾到励志榜样

现在的我，在外人看来非常了不起，是残疾人自强不息当中的典范。很多媒体在采访我的时候，都会竖起大拇指。有几位记者还给我送了一个响亮的绰号——铁拐李。但是，很多人都不知道，就在四年以前，我还是一个怨天尤人、渴望政府救济的后进分子。我觉得自己之所以有这么大的转变，真的非常感谢残联的领导，对我锲而不舍的支持和帮助。他们在心理上对我进行帮助，让我从自卑渐渐变得自信。而在这个过程当中，包括乡镇残联的工作人员、义工，都给予了我很大的帮助。记得我刚开始养猪的时候，由于家里还有八亩稻田。所以，很多时候根本忙不过来。这时候，那些工作人员和义工就会主动来帮忙。最令我感动的是，他们还专门找人手把手耐心地教我老婆学做家务。虽然她依然不能做很多事情，但是做简单的饭菜

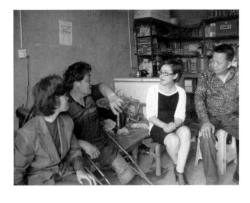
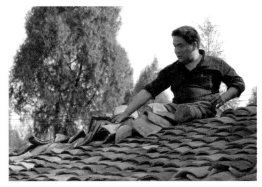

是没问题的，而且还能在别人的指挥下帮忙喂猪、喂鸡。这让她也变得自信了很多。每次有记者来采访时，她都会自豪地跟人家说："我们家的猪都是我喂的。"看着她自信的笑容，我心里也很开心。

## 影响：冲破阻碍，做自己想做的事

因为我家里有八亩水稻，插秧的活也是我来完成的。很多记者都会问我：你走不了，是怎么下地插秧的？这在很多人看来，的确是个很有挑战性的活儿。不过，我也有自己的办法。我利用一个充满气的汽车内胎，上面放两块木板，我坐在上面，就像划船一样，可以自如地在稻田里穿梭。很多记者都愿意拍摄我插秧的样子。他们可能觉得，作为一个失去双腿的残疾人，能够借助辅助工具做健全人的活，真的太不容易了。其实我觉得，虽然我身体不是健全的，但是通过这几年的经历，我的心理已经和健全人没什么区别了。所以，对于残疾人，只要心理是健全的，我们就可以冲破身体上的障碍，通过努力去做很多自己想做的事情。

## 可持续发展的因素：调动优势，体现价值

作为从小就身有残障的李杰文，并没有后天致残人士那种被打入谷底的失落和绝望。虽然因为手术而自卑，但是经过开导、鼓励和帮扶，很容易他便重新振作。而且从小到大，他的生活能力也有着一定的积累。因此，在能力上也有着一定的优势。这也正是四年当中，他就能从一个整天上访的老大难转变为当地的致富能手、励志榜样的主要原因。所以，对于诸如李杰文这样的先天残疾人士的康复，应该充分利用并发挥其自身的优势，并加以鼓励和引导，让其看到自己的价值所在，觉得自己并不是别人的负担，反而在通过努力之后还可以成为家庭的支柱，成为别人前进的动力。

## 专家点评

李杰文的案例是农村残障者社会融合的成功典范，在农村开展社区康复具有典型性。四年的时间里李杰文实现了蜕变——从自惭形秽地自我评价，到满怀自信地面对生活，从消极无所作为到积极自立创业。先前的李杰文可以说是农村残疾人的

缩影，具有代表性；而现在的李杰文是社区康复开展的成功范例。这其中包括了当地残障工作者的执着、李杰文的努力、当地政府及部门的支持、逐渐包容的社会环境等。案例再一次提示我们，社区康复的开展需要多方的参与、互动，当以残障者的发展为中心、以所有利益相关者的合力推进时，社区康复的成效一定能够得以呈现。

在残障的融合发展中，一方面需要致力于消除来自社会的障碍，将残疾人融入相关的主流发展中；另一方面，也需要对残疾人及其家庭进行赋能，提高他们主动参与社会的意识和能力。这两方面的工作必须齐头并进。李杰文是一个非常成功的个体赋能案例，其中残联的工作方法和采用的策略值得在残联系统中推广。

在参与项目以前，李杰文和绝大多数残疾人一样，身体功能的障碍带来的是自卑和自我能力及价值的低估，这些决定了他所做的主要努力也就是尽力获得救助来支持自己基本的生活。残联将李杰文纳入项目后，通过以下工作，使得李杰文的人生发生了根本的转变：

1. 意识提升：残联工作人员通过鼓励、带他走出家门、认识和发挥自己的潜能等方式，不断提高李杰文主动参与社会的意识和积极性。

2. 能力提升：通过技能培训和其他支持，李杰文从开小卖部、养鸡、养鱼到创办养猪厂，他的自信心一点点得到提高，自身的潜能也得到不断开发。

3. 家庭支持：残联不仅对李杰文提供所需的支持，也对他的家人提供了支持。

4. 资源动员：村委会、义工等资源的动员。

赋能是一个持续的过程，不可能一蹴而就。从个案中，我们看到残联对李杰文的支持和陪伴是一个持续的过程，并根据他的需求和能力，不断调整对他的支持。最终，李杰文的人生价值得以充分实现，这是残联以残疾人为中心的工作模式的生动体现。

随着社会经济发展，各级政府对残障工作的投入也在增加，但很多残联仍然采用传统的任务式的、自上而下的工作方式。嘉道理社区康复项目，提高了残联对残障的认识，使他们的工作模式逐渐从完成任务，转向以残疾人的需求为导向。这是一个重要的转变，它为其他残联提供良好的借鉴和学习。

建议对残联工作人员提供个体、家庭和社区赋能方面的知识和技能培训，以促进残联建立真正以残疾人为中心的工作理念和模式。

## 第五节 同伴支持的积极影响

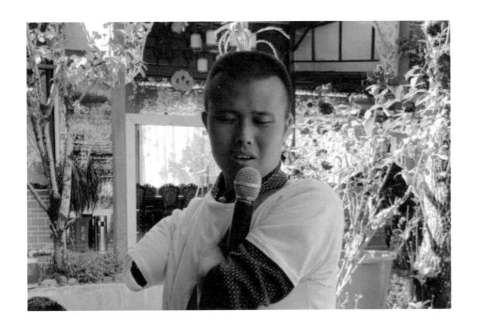

### 背景：阳光青年突遭风雨

　　我是杨雪晓，是云南保山隆阳的一名普通市民，今年34岁。22岁以前，我认为我只是最普通不过的一名为生活而忙碌的年轻人，和这个国家所有80后一样。那时我刚刚大专毕业，做着一份普通的电焊工作。

　　可是2004年初，快到春节这个举国欢庆、全家团聚的日子，我连夜加班，希望做完做好那年最后一点工作，准备回家过年。可是，命运之神却伸出那双大手，掐住了我的喉咙，给我的生活带来了转折。

　　在工作的时候，我不慎触及高压电，剧烈的电流一下将我击晕，我不省人事。父母说我昏迷了24小时，医生从死神手里拽回了我，但是风雨向我砸来，我的下半身完全失去了知觉，不能动弹，医生也无法承诺我恢复的可能性。一想到平时看到的那些瘫痪在床的人的悲惨生活，我感觉天都要塌了，我想我这一辈子就这样完了。周围的人也成天长吁短叹，让我更加难受。

三个月的住院生活以后，我回到了家中，从此那个以前脾气温顺的阳光男孩变得自卑、脆弱、敏感、易怒、暴躁。我终日把自己关在家里，我无法去面对不能用双脚行走的生活，连出门买个东西，我都会把自己包裹得严严实实。我完全不能面对自己，也不能面对他人的眼光。

## 实践描述：导航小组带来的是方向

就这样，我独自扛过了黑暗的 7 年，这其中我无数次想一死了之，但是想到年迈的父母，我没有办法下定决心离开他们。直到 2011 年 6 月，我加入了云南省残联和国际 CBM 组织（国际克里斯多夫防盲协会，总部在德国）合作的残疾人社区康复项目。

这是一个肢障人士组成的"心灵导航"自助小组。在那里，我第一次见到和我差不多的朋友们，大家聚在一起相互陪伴、分享。和残友们在一起，我不再感到孤单。他们的状态也能给我带来鼓舞和支持。而通过社区康复老师杨罗建的细心指导和陪伴，我努力做康复训练。我首先学会了生活自理，比如如何自己从床上挪到轮椅上，再到洗手间。实际上，这样一些能力的提升，对我的人生影响十分重大。后来，我也开始慢慢指导和陪伴我们小组的其他伙伴一起成长。

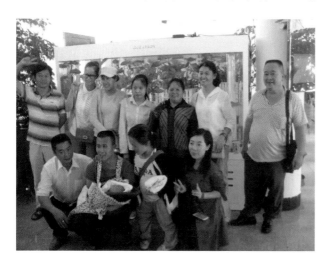

我渐渐变得自信、开朗。朋友说我的脸上有了越来越多的笑容，爸妈说那个开朗、乐观的阳光大男孩又回来了。

两年的时间过得很快，2013 年 9 月，保山市残联举办第一届残疾人运动会。社区知道我是一个活动积极分子，经过社区残协推荐、报名，我顺利进入初选。我从小就喜欢跑步，经过在小组的成长，在轮椅上我一样也能跑，便报名参加了 50 米短跑。当时我信心满满，结果试跑了一次，到终点时跳了三次轮椅才刹住车，教练无奈摇头说不行。说实话我当时是有点气馁。后来工作人员建议我报名参加游泳项目，可我根本就不会游泳，而且我那个级别全市都找不到同级对手，这意味着这个级别不能立项！

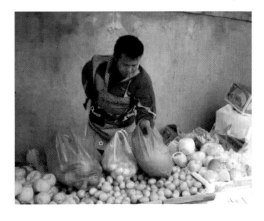

最后经过市残联花艳芳副理事长的协调，我作为市关爱学校代表队的选手，和隆阳区代表队的张冬生角逐 100 米蛙泳、100 米自由泳、50 米仰泳三块金牌。之所以有这样的协调，原因主要在于，他们都希望我们能够参与到体育运动中来。

于是，我第一次经历了运动员刻苦训练的 43 天，那是我有生以来为了一个目标尽全力而奋斗。每天我摇着我的轮椅到游泳馆集训，虽然身体上是无比辛苦疲惫，但当时内心却是如此振奋。因为有目标去奋斗的生活是幸福的。

比赛那天我拼尽全力，虽然获得的全都是第二名，但是这次运动会提高了我的志气。我知道，在我的生命中，除了我日夜相伴的轮椅以外，还有无限可能。

当然那次运动会我也认识了更多残障朋友。比如，举重队的张国生兄弟就是我认识的最重要的朋友之一。

## 当幸福来敲门

残运会结束后，举重队的张国生告诉我他养殖金甲虫。我去他那边参观了一圈，觉得这是个创业的好机会，其幼虫在药品、保健品、食品、化妆品、纺织品、高蛋饲料和农林果蔬增产剂等产品中具有诸多用途，而且这个产业也是保山一大特色。动心之下，我就参加了隆阳区举办的养殖技术培训班，之后用家中一间房子搞起了金甲虫家庭养殖。没想到这个小小的虫子给我增收不少，一年多了几千块的收入。

当然我也和游泳比赛的对手张冬生成为好朋友，一个多月一起的刻苦训练，让我们结下了友谊。有次张冬生大哥的爱人刀有艳来集训地探访，嫂子看到我年纪不小也该找对象组建家庭了。我长得还不赖，嫂子就介绍她的老同学，临沧市耿马县傣族姑娘俸芳和我认识。我也想找个女朋友，就答应了。

当时因为异地，我们只能通过电话和QQ来交流谈恋爱，一开始就觉得特别合拍。交往半年后，我记得是2014年端午节前夕，我也不知道怎么的，就鼓足勇气到芳芳家那边。他们家住耿马，我记得我坐车坐了好久，当时我们见面了，芳芳是又高兴又焦急。因为她说她爸妈觉得我这个样子，以后怎么生活。

回到保山以后，我自己也蛮无奈的。还好有"心灵导航"小组的伙伴们帮我出主意，他们建议我把芳芳邀请到保山来过端午节，来看看我的生活环境还有工作和朋友，先了解一下我，让她一定要坚定。

后来芳芳过来了，她看见我的生活和事业都还发展得不错，回去就和父母亲戚说，叫他们安心。我第二次去耿马，他们家人态度转变了好多，基本上就接纳我了。那年秋天，我们就结婚了。后来我们一直在做水果生意，日子虽然不富裕，但是还过得去。

## 变化：阳光就在风雨后

我老婆芳芳说："我嫁给你这么多年，就是看你老实、勤劳、有责任心，我知道你以前过的不容易，但是你的阳光和不放弃真的感染了我，我们要好好幸福下去！"

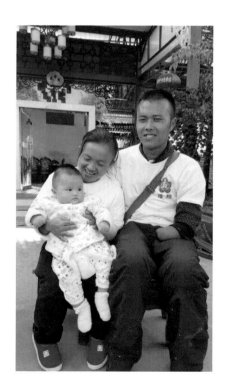

可我知道，如果不是我们的导航小组带给了我重新生活的勇气和方向，可能我仍然一直会闷在家里。如果不是我参加了残运会，认识了更多残障的伙伴，我可能也没有机会认识我的老婆，搞起我的事业。我现在完全无法想象当年的我到底是怎么了，因为生活里的一次挫折就自暴自弃，差点把自己给毁了。

可怕的其实不是我坐上了轮椅，而是我没有了勇气和信心。所以，我会一直把重新找回来的阳光保持下去。

## 影响

在刚刚受伤的时候，我几乎失去了活下去的勇气，整天把自己封闭在一个狭小的空间里，不敢见人，即使出去买东西，也要用棉被把自己包裹起来，恐怕别人认出自己。

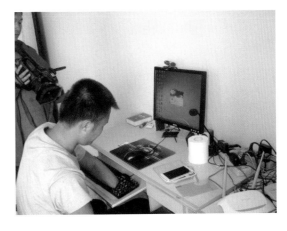

直到后来，在 CBM 康复人员的帮助下，我参加了"心灵导航小组"，认识了很多和我一样的残疾人，我们互相鼓励，相互学习，从心理上重新振作。再加上后来参加了游泳训练，让我的生活更加充实。从而，让自信和阳光的笑容再次回到我的脸上。所以，通过自己的经历，我觉得对于每个残疾人士来说，只要愿意努力去改变自己，再加上社会的支持和帮助，都能够找到属于自己的人生。

尤其是我们后天伤残的人，可能以前根本没机会接触其他的残障朋友，更不了解残疾人的管理科学生活会是怎样，又应该怎么办。所以，一个人残了，只会苦不堪言。可当我们有了机会，和一群同样的伙伴在一起的时候，就能在交流中碰撞出生活的火花。

## 可持续发展因素

作为一名后天残障者，通过残疾人自制小组进行康复，他不仅仅是单纯的受益者，而且在一段时间后，他同样可以成为给予者，去帮助他人。这样的方式，不仅可以让他在比较快的时间内走出阴霾，而且还可以带动更多的人，而这种影响力远大于单纯地为一个人进行康复。在这个过程中，技术可能并不是最重要的，重要的是，他能够和这样一个群体产生连接，后面的化学效应就自然而然呈现出来了。

## 专家点评

这是个充满温情的个案，通过自助组组员杨雪晓的经历，反映了一个有效运作的自助组如何给组员的生命和生活带来积极的影响和改变。在残障工作中，大家关注的重点往往是残疾人的康复和生计，其实和非残疾人一样，友情、亲情、爱情、婚姻、家庭、人际交往、社交娱乐等对残疾人生活质量也极其重要。自助组在识别残疾人需求、动员组员自身资源、解决组员实际问题方面可以起到非常重要的作用。

在事故发生之后，自己和家人都没有做好心理准备，而医院方面缺少出院支持的方案，医院与社区之间没有连接，在家庭和社区中没有跟进的措施去鼓励康复治疗。医院方面的治疗，需要医生转换他们的个人身份，不是单纯的"医生"而是为病患架起康复的桥梁……

对于杨雪晓本人而言，残障让他陷入自卑、敏感、绝望和自我封闭的状态中。而加入自助组后，他知道自己不再孤单，通过大家彼此的支持和陪伴，杨雪晓的人生得到了以下改变：

1. 有了朋友，减少了孤独感。

2. 生活能力得到提高。

3. 社会参与程度得到提高，建立了社会支持系统。

4. 提高了自信心。

5. 再次找到生活的目标和希望。

6. 获得生计机会。

7. 经历爱情，并有了美好的婚姻和家庭。

以上这些都是关乎每个人生活质量的重要因素，对残疾人也一样。通过多年的实践证明，自助组是残疾人和家庭赋能的一个有效途径，鼓励在残障工作中尽可能多采用。而社区中的团体和组织是非常适宜个人去加入的，他们欢迎每个人，希望他们走出家里安全的空间。

需要注意的是，案例中提到杨雪晓开始先参加短跑，教练对自己的不满意使得自己很受打击，而后来转到游泳之后经过自己的努力找到了方向。这也提醒身为社区康复工作人员，我们如何能做到诚实而又富有积极性，如何从不同角度来审视问题，从而帮助他们达成目标。我们不得不想得周到全面又富于创造性，学习如何去解决问题，而不只是接受现状，基于残疾人的需求做事，而不是我们认为他能做什么。

# 第六节 通过生计发展赋权残疾人

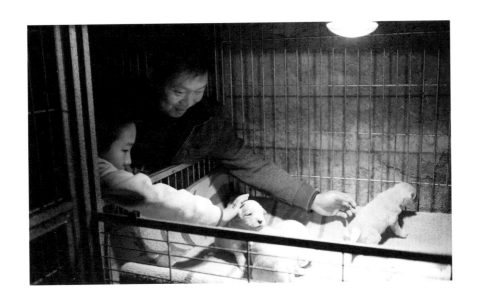

## 背景：21 岁那年的夏天

我叫黄志刚，今年 35 岁，云南澄江人。澄江是个好地方，山青水秀，抚仙湖，普者黑就在我们这个地区。我们这里是西南明珠，作为当地年轻人的我当然也非常爱出去玩。爬山、郊游、钓鱼之类的都是当地人喜欢做的事。六月澄江天气多变，虽然没有那么闷热，但是多雷雨，路面经常湿润多泥泞，轮胎有时会打滑，泥土松散。

21 岁那年夏天，我和几个朋友自驾去游玩，结果真的遇上山体滑坡。路面非常不平整，车子方向盘不稳，刹车失灵，我们一车五人和小车一起翻了。车祸后，我在医院躺了一个月，父母说我简直走了一趟鬼门关，其实当时我觉得还好。但是后面发现右上肢逐渐无力，肌肉慢慢萎缩，一个念头浮上心头——我的手废了。

说实话当时我有点不敢相信，我右手怎么可能会废了呢！我写字，上班，吃饭，干活，还有我最爱的去抚仙湖钓鱼都是靠我的右手呀，手怎么可能会废了呢，难道我成为了残疾人？

我完全不能接受右手不能用这个事实，所以出院后我玩命地练习右手。结果我吃饭拿筷子都不灵活，一块肉都夹不到嘴里，气急败坏的我把碗都摔了。爸妈当时都特别无奈地摇摇头，不敢说我。我想给家里的花草浇点水，结果我连浇花的水洒壶都拿不起来。

我对自己彻底失望了，右手什么也干不了，我不就和半个废物差不多了吗？为此，我陷入了颓废。

但是，我想我不能这样下去呀，我还年轻，没有右手，还有左手，还有双脚呀，至少老天又没让我瘫痪呀！然后我就开始刻意练习左手了，大部分的日常生活我都用左手，但是还是没有以前用右手方便，而且身体情况也大不如以前。所以家里的重活、家务，家人一般都不让我干。我心里对父母非常内疚。

## 实践描述：努力和方向一样重要

我还是幸运的，遇见了我贤惠美丽的老婆。这些年来，她一直对家庭默默付出，洗衣、做饭、搞卫生、带小孩。她是老师，全靠她的收入支撑家庭。我一直都觉得自己真的是八辈子修来的福气，讨了个好老婆。

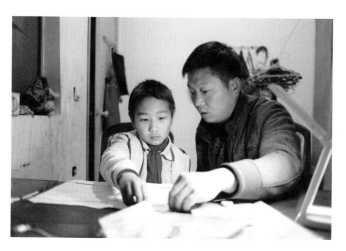

因为觉得自己也是这个家的男人，是一个丈夫，为了减轻家里面的经济压力，我也去找了不少工作，但是每份工作都干不长久。

比如我曾去超市做收银员，但是因为右手手指不灵活，无法快速而灵活地清点钱币，而且我的动作也比一般人要慢很多。有次超市到很晚才关门，其他理货员都快下班了，只留我一个在清点当天的钱和账，我很慢，交班的经理也要下班了。他很不耐烦，我也是越急越错。在我试用期阶段，有时候结账排队的人特别多，大家其实也都不是那么耐烦，所以就都在催我。我本来就比较慢，一着急，给顾客找错了钱，他估计也是急脾气，就骂我，然后还去投诉我。我实在觉得自己不能胜任这份工作，就辞职了。

后来我也尝试去应聘搬运货柜员，也是因为手没有力气，和体力相关的工作我都不适合干。面试了好多工作，发现都不合适，自己也特别沮丧。

后来听朋友说兔子养殖可以赚点小钱，自己从小也喜欢和小动物在一起，所以就去开始自学兔子养殖。给兔子安窝，配饲料，清理兔笼，怎么把兔子养的健康，卖出个好价钱，成为了我生活里非常重要的部分。现在想想，那段时间，真的是过得非常充实。我租了一个场地专门养兔子，半年后，看见一窝窝兔子长的健健康康的，心里也特别高兴，想着这几百只兔子可以卖个好价钱，补贴家用。但是，没想到那年生禽兔肉养殖市场饱和，兔肉在市场上滞销，只能以低于成本价的价格卖出。

工作事业上一连串的打击，我也是真的灰心了。我也不出门，也不去社交了，好几次想一死了之。

2013 年初，我们社区领导听说了我的情况，特意上门来给我们家做入户探访。领导和我们家人聊了很多，包括我身体康复还有社会融入等方面。康复员让我了解到肢体康复在日常生活中的重要性，通过康复我的双手是可以恢复部分功能的。可是我这么多年都忽视了康复的重要性，也没有刻意去锻炼右手。

就这样，康复老师每个礼拜都安排家访，也指导我康复训练，还帮我制订了一整套个人发展计划。我的家人也非常高兴，好像看见我的生活即将有好的起色。我和康复员也成为了非常好的朋友。有次天气特别恶劣，下着暴雨，康复老师还如约来我家做探访，那天他下半身裤子全湿了。

因为他也知道我之前找工作和创业各种受挫，所以他建议我去向社区残协申请国际助残项目支持滚动资金。所以在 2014 年 10 月我申请了 2000 元的创业资金，他知道我以前养过兔子，有动物养殖经验，就和我一起走访市场，做市场调研，选择合适的动物养殖。其实我也不知道要养什么，因为怕把握不好方向，后来了解到名贵宠物狗在大城市包括我们小地方非常热销,最后决定养殖名贵犬类。因为之前的养殖经验,而且还有社区康复员的指导,所以相比之前都要轻松很多。2015 年 10 月我把贷款还了,而且还挣了几万块钱。当然我在养殖的过程里还是有一些小困难的,每次遇到技术上的问题,社区康复员就会告诉我怎么上网查找解决方法。我加入一些宠物养殖论坛和贴吧,这些都是我寻宝的好地方。现在基本上有不会的技术问题,网友论坛都可以解决。

因为我的服务好,老客户回头客就多。我的狗质量也好,在我的店里,没有一只病狗。

## 改变:从茫然无措到致富带头人

在经历了受伤、失业、生意赔本等打击后,我曾经一度彻底绝望,觉得自己简直就是个废人,什么都干不了。直到后来社区的工作人员到我家帮助我进行康复,还为我提供生产滚动资金,在他们的协助下养起了名犬,我的生活中才渐渐出现了阳光。在生意相对稳定之后,我又主动参加了社区专门针对残疾人成立的康健互助小组,我们主要是一起分享养殖和营销经验。因为我会上网,脑子灵活,又有养殖经验,所以我成为了小组长,带领大家一起分享致富经。大家都说我比以前不知道自信了多少倍。说我这几年变化好大。

## 影响:每个人都有美好的明天

其实我真的特别感谢社区康复项目,还有国际助残项目的支持。我感觉之前的

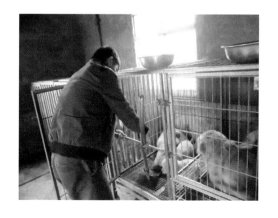
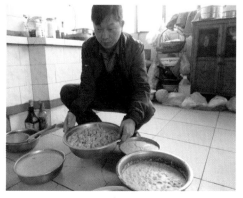

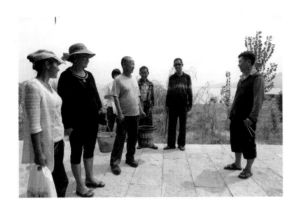

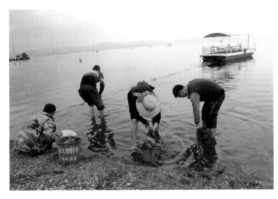

生活都还蛮大起大落的，命运也不是特别顺，自己也一身怨气，但是社区领导和工作人员来了解情况后给了我很多帮助和指导。因为国际助残提供的创业滚动资金，我从原来每年无收入到现在一年收入几万块，还担任残健互助小组的小组长，可以帮助到更多的人，真的觉得非常有意义。我想我会继续努力，相信每一个残疾人士都有一个美好的明天。

## 可持续发展的因素

对于一名有上进心但是却找不到突破口的残疾人来说，可以帮助他发觉自身的优势和特点，找到适合他的工作方向。在他的状态稳定之后，可以通过他去影响和帮助更多的人。就像一颗种子，有着发芽成长的渴望，也需要适合的水分、土壤与阳光，而当它开始苗壮成长后，带起的将是一片芬芳。

## 专家点评

突如其来的生活变故，会给人们带来巨大改变，对于年轻人影响更大。黄志刚在意外致右臂严重功能障碍后，生活的轨迹发生了显著变化。经历各种就业挫折后，在社区康复项目的支持下，成为了创业能手。本案例再次提示，残疾人的"能"是外界应该关注的，而非其"不能"。在有针对性地提供外部环境支持后，残疾人能够发挥出巨大效能，不仅自身能力提升，社会融合加强，还具有带动、辐射作用。这一点在社区康复实施过程中，具有普遍性，值得认真总结和探索。

另外，在这个案例中，我们还可以看到，在个案故事中如何与残疾人建立信任看似是个难题，但如果工作人员顺利的完成爱的承诺和分享情感的两个阶段，建立信任的实际难度却比前两个容易得多。工作人员把注意力集中在患者的潜能上（受伤前养过鸡鸭等家禽），促进自主创业。抓住心理康复是康复工作的关键，是残疾人建立自信心的起点，也是改变生活的途径。

# 第七节 提升残障儿童受教育的机会

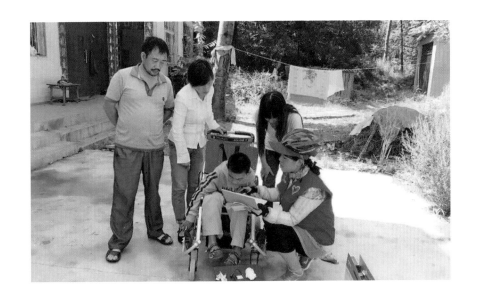

## 背景描述：农村残障儿童生存挑战大

残障儿童，从他们出生的时候开始，就被贯上不幸、可怜、厄运的标签。残障儿童（0～14 岁）和其他儿童相比，存在更为严重的受歧视风险，因为他们首先具有身体残障，而后属于儿童，故更容易受到忽视和边缘化。对残障儿童的生存权、受教育权和社会融入权都需要得到支持和保护。2012 年 5 月洛南县启动实施中国残联 / 嘉道理慈善基金会社区康复合作项目。县残联进行基线调查时发现：因农村小学无障碍设施缺乏，学校安全、对重度残障儿童歧视及家人的态度等观念的存在，学校缺乏融合观念，适龄重度残障儿童无法进入学校接受教育，而失学在家，部分在校残障儿童受到嘲笑、排斥，得不到帮助、尊重、关爱，不能像正常儿童一样学习、健康成长。

## 实践描述：学校与社区家庭联合互动

为了推广嘉道理项目全纳教育理念，保障残障儿童受教育的权利，县残联与教育部门根据调查情况，他们确定了 7 所学校开展全纳教育试点，对辖区 33 名重度残障儿童实施送教上门，积极开展了以下工作：

1. 邀请市特教学校老师，对校长和送教上门老师就全纳教育理念、残障儿童的心理特点、需求及教育对策、残障儿童等相关知识进行培训，更新特教老师们的理念。

2. 营造非歧视环境。在 7 所项目重点学校开展了文艺表演、诗歌朗诵、故事会等"残健融合"文体活动 42 次，让在校的 47 名残障儿童融合到正常的儿童行列。在学校大力营造尊重培养、关心帮助残障儿童的浓厚氛围。

3. 县残联与教育局在全县小学范围开展了"扶残助残"、"残障预防"征文活动，对评选出的优秀作文进行奖励，鼓励了孩子们互帮互助的热情，打造了友爱的学校氛围。

4. 对 33 名不能入校随班就读的残障儿童，由助残志愿者、学校"红领巾"少先队员等上门送教，进行家属及儿童心理疏导和全人发展观理念宣传，鼓励残障儿童自强上进。对智障儿童除进行简单知识送教外，还进行健康知识、残障预防及生活常识等宣传教育；为肢体残障儿童配发合适辅具或指导自制辅具等，培养其生活自理的能力，切实提高残障儿童的生活质量。

5. 不断改进完善，确保送教上门质量。送教过程初期，采取了送教上门服务手册展评，交流分享送教上门经验，评比表彰先进集体和个人。借助大学生志愿者送教上门，促进了送教上门工作。末期，根据两年多的工作实践，发现山区交通不便，老师送教时间有限等问题，采用先进的科技手段，为 22 名学习能力较强的重度残障儿童购置了好记星

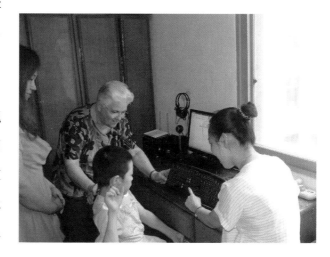

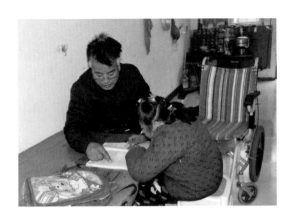
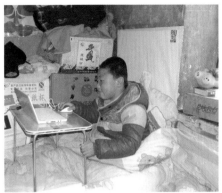

7寸视频学习机，下载了1～6年级数学、语文等同步课本教材．在老师、志愿者的定期指导和家长的监督下，残障儿童在家就能享受到如黄岗名校名师的讲课，并能根据自己学习进度选学相关内容，确保了残障儿童能更多、更有效地学习文化知识。

## 变化：全纳融合教育给孩子带来希望

变化一：教育部门领导、老师等对全纳教育理念有了新的认识，重视残障儿童教育工作。项目结束后，出台了重度残障儿童送教育上门实施方案，计划在全县推广全纳教育理念，继续对适龄重度残障儿童开展送教上门活动。

变化二：通过残健融合活动的开展，在学校全体师生中形成了浓厚的扶残助残氛围。灵口中心小学五年级学生王帅霖，因脑瘫四肢功能失调，语言表达不清，学习上存在一定困难。邻座的同学与他同看一本书，对他听不懂的内容用笔写在纸上讲解。老师鼓励他上课发言，同学们主动帮他打饭、洗碗。师生的关心与热情让王帅霖感到融入集体很幸福。

变化三：残障儿童家长对孩子接受教育有了新认识，对残障儿童康复、生活自理、学习效果等由原来认为"不能"变为"可以、能"，对孩子的教育由不重视变为更加重视。如城关镇南关社区13岁智障儿童梁舒祺，经过送教上门后，能认识简单汉字、学会了拼音和两位数加减法，并于2013年9月进入市特教学校上学。灵口镇黄塬村12岁肢残女孩王丹丹失学在家，只能靠爬行行动，经过康复指导、配发拐杖、轮椅和送教上门后，现在能拄拐行走，学会加减法和汉语拼音，并于2013年9月份进入黄坪小学随班就读。

## 影响

残障儿童王丹丹由送教上门到最后进入学校。2014年5月份县人大常委会执法检查组在黄坪小学检查时，王丹丹高兴地说："我要努力学习，以后当一名好医生，给患病的小朋友们治病，让他们和其他小朋友一样健康成长。"王丹丹从以前无法上学、自卑到现在和正常孩子一样上学，自信、热情，有梦想，这是嘉道理全纳教育的影响和成就。

项目工作者说："在农村贫困地区，针对无法入学的重度适龄残障儿童出台非正规教育政策，推广运用全纳教育理念，借助社会各方面力量，通过对重度残障儿童在康复、心理、家庭无障碍环境、送教服务等，可以帮助残障儿童接受教育，对其今后成长、融入社会具有重要意义。"

## 可持续发展的因素

通过送教上门项目的开展，洛南县的老师掌握了一些特殊教育的相关知识。积累了一定的经验，对今后开展相关教育打下了坚实的基础。很多残障学生通过送教上门，进入了普通学校学习，这将对他们的人生起到极大的影响。

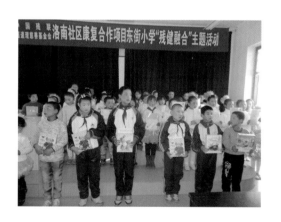

## 专家点评

全纳教育作为让所有儿童享受应有的权利被倡导了许多年，但是受各种实际条件的限制，仍然有许多儿童因为缺乏必要的保障措施，而没有享受到应有的受教育机会。嘉道理社区康复项目残障儿童的全纳教育被作为

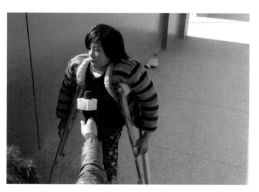

一项重点工作在项目县推行和实践。本案例的全纳教育成功经验正是三年实践的结果。

本案例的亮点：

1. 以项目为契机，通过政府协调相关部门的参与，尤其是教育部门，使其成为工作主体，从而可以充分调动有效的资源。

2. 重视意识的培养，通过培训、宣传，让学校老师从思想上认识到为重度残障儿童送教的重要性和必要性，从而更主动地参与其中。

3. 不仅仅是送知识，针对不同类别重度残障儿童的需要在社交、生活技能等方面进行送教。

4. 擅于利用各种资源和途径进行送教，动员全社会之力参与其中。不仅仅是教育、残联部门，还有志愿者等参与其中；不仅是老师上门送教，还考虑到交通等因素，灵活变通，利用电子产品送教，丰富送教内容和形式。

5. 重视宣传，采用多种形式营造氛围（残健融合活动、征文比赛等），通过残障儿童的转变，进一步坚定老师和家长的信心。

6. 注重过程督导和质量把控，引入多种方式督促送教上门工作落于实处；同时有意识地让有能力的孩子逐步过渡到正规的学校，实现真正的教育共享。

7. 不仅仅是项目短期工作，更由此实践试点形成长效机制，最终让更多残障儿童受益。

这个案例中，重要的一点是形成全纳教育的工作机制，最终成为相关部门的本职工作；同时有相关的措施来约束和鼓励工作的落实，从而保障工作的效果。

今后需要加强的是引入专业的资源帮助评估和计划，让送教上门工作更加有的放矢；加强送教上门人员的培训，包括有关安全教育，保证送教的质量。此外，家长的参与必不可少，一定要让家长自始自终参与整个送教计划的制订和实施，而不是过度依赖外界的支持。

重度残障儿童的送教，不仅仅是形式的送教，更重要的是通过这种方式，这些不被关注的孩子得到关注、有了改变的机会，也让其他人可以了解他们。孩子得到了陪伴、关心、教育和帮扶，家人有了支持，虽然残障依旧，但是他们的世界从此变得多姿多彩了。这是让人坚持和追求的动力。

残疾人容易受到社会的歧视和不平等的对待，特别是残障儿童。社会认为残障儿童没有能力，没有用，学不到东西，不需要上学，因为他们是残疾人。学习不仅仅是能写字和读书，也包括社会交流、人际关系等，到处都存在这种看法。在嘉道理全纳教育项目的支持下洛南县残障儿童接受了平等的教育权。通过以下工作，使得残障儿童的教育权发生了根本的转变：

1. 人才培养：在县残联和教委的亲密合作下，特殊学校的管理人员及负责送教上门的老师对全纳教育理念及残障儿童等相关知识进行培训。组织送教生们开展经验交流。

2. 改善学校环境：在试点学校开展各种活动（文艺表演、朗诵、扶残助残）营造了对残障儿童尊重、关心与帮助的非歧视环境。

3. 普及残障知识：全县学校开展了残障预防和互相帮助的意识宣传，鼓励其他学生互帮互助，家属及残障儿童进行健康知识，生活知识的学习。

4. 资源动员：没有能力融入主流学校的残障儿童，组织了志愿者送教上门。

5. 服务质量管理：评比表彰先进集体和个人，推广全人发展理念知识，提高残障儿童的生活质量。

全纳教育保障残障儿童的教育质量，有残障儿童的参与，根据个人的需求，提供个性化的服务。所以洛南县全纳教育采取的工作方法和策略值得在其他县推广。

嘉道理全纳教育康复项目，提高了老师对全纳教育的认识和经验，创造了友好的学校环境，使残障儿童都能接受平等的教育，提高了他们的自信心，政府的重视，出台了重度残障儿童送教上门实施方案，在全县推广全纳教育理念。

# 第二章 群体赋能

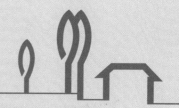

## 第一节 引言

　　群体赋能是指残疾人群体通过相互影响和互动，提升整个群体的参与和发展的良好做法。通过宣导与沟通，为残疾人和家庭提供信息和沟通资源，支持建立残疾人自助小组，提高自助小组成员的知识和技能水平，鼓励小组成员互相帮助，加强基层残疾人组织建设，提高基层残疾人组织能力，提高残疾人及其家庭成员政治觉悟。本节通过不同地区多种规模、残障类型不等的组织的实践，展示了残疾人群体赋能的成效。

# 第二节 村残疾人协会的发展

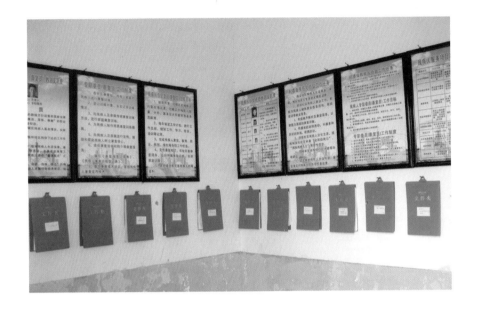

## 背景：只有牌子的村残协

　　村级残疾人协会是在街道/镇残联和村委会/社区领导下，社区内的各类残疾人的自治组织，简称村/社区残协。截止到十二五结束，全国所有的行政村、社区都已经成立了村/社区残协。但在云南农村地区，由于当地资源匮乏，村残疾人协会仅有一名兼职人员，所开展的工作也只是每年更新一次残疾人档案卡，协助县级乡镇残联发布一些信息。残疾人只是作为被动的信息接受者，对残协的认识程度较低或没有概念，残疾人在残疾人协会中的参与程度也很低。

云南省师宗县彩云镇务龙村残协之前只挂有牌子，依靠村专干一人做一些上传下达的残联内部工作，大多数残疾人并不知道有村残协的存在。

## 实践描述：残协的成立，带动残疾人积极参与社会活动

2012 年国际助残邀请国内社区发展领域的专家对云南的师宗县和澄江县开展了现场调研，确定了将村残协作为残疾人的信息交流和活动参与平台的工作方向，在社区开展村残协意识宣传，提升残疾人对残疾人协会的认识，成立村残协规范村残协管理，定期开展村残协活动，确保村残协功能的实现。

为了了解两个县残疾人的实际情况和村 / 社区残协的成立，国际助残和当地残联联合各村 / 社区残协的专干邀请当地的残疾人到县里参加国际助残组织的座谈会。但是，因为是第一次活动，大家对于国际助残并不了解，对残联的信任度也不是太高，加上有些村庄寨子距离县城比较远，道路不通畅，所以第一次的座谈会来的人数并不是很多。但是，参加座谈的人，特别是残疾人，在了解了村 / 社区残协的功能和组织形式后，都跃跃欲试，希望这样的组织能够早一天成立。而那些专干对此也都持赞同的意见。于是在经过前期的调研和活动后，师宗县和澄江县共成立了 27 个村 / 社区残协，为了让这个协会真正运转起来，成为当地残疾人可以信赖的组织，每个村残协均由村主任或者村支书担任主席，而原来的残协专干担任副主席，共同带动残协的发展。

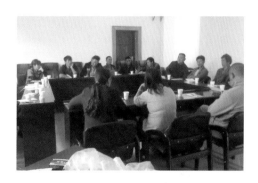

在志愿者的支持下，每个村残协都制定了自己的发展规划。为了确保村 / 社区残协的顺利启动，国际助残为这些村残协注入了一笔小额发展资金以支持村 / 社区残协的初期发展。村 / 社区残协利用这部分资金支持有需要的残疾人开展个人生计发展。同时动员社区资源共同开展社区宣

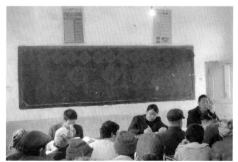

传活动、残疾人文化娱乐活动、家庭康复指导、技术培训、融合发展等残障社区融合活动，提升残疾人的社区参与程度和社区对残障的认识。

起初，对于残协的活动，参加的人并不是很多，那些住的比较偏远的残疾人，只有极少数能够在家人的陪同下来参加活动。为了调动更多的残疾人参加活动。每次活动之前，残协的专干和志愿者都会专门开车去接一些路远的残疾人。而每次参加完活动回到家里，那些残疾人都会兴致勃勃地跟家里人描述自己参加活动的过程。看到他们开心的样子，家里人也觉得，应该多多让他们走出来，参加这样的活动。于是，在后来的活动中，很多残疾人都是在家人的陪伴下主动来参加活动。

在国际助残的帮助、支持下，务龙村残协于2012年8月邀请了50多名残疾人代表一起召开了村残协成立大会，建立了残协领导班子成员：主席由村委会书记担任，副主席由村委会残疾人专职委员担任，选聘优秀的残疾人担任出纳、会计和监管员以及残疾人代表。以"及我所能，服务残障群体，奉献爱心，构建和谐家园"为服务宗旨。为残疾人提供社区康复技能、指导、服务，开展村残协活动，丰富残疾人的文化生活。

## 变化：从被动的信息接受者到融合发展的一分子

经过5年的发展，云南省师宗县和澄江县的试点村残协已经可以独立进行常规的活动规划、资源动员、资金筹措以及活动开展。村残协的发展已经改变了村/社区里的互动关系。残疾人通过村残协这一平台进行信息交流、集中诉求和开展活动，不仅提升了残疾人的社会参与程度，也提升了他们的自我认识和自信。另一方面村

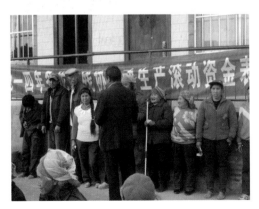
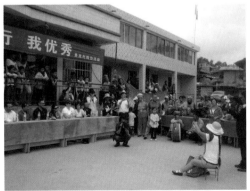

残协还展示了残疾人的想法和能力，促进了社区更加全面的认识残疾人，改善了社区对残疾人的态度。

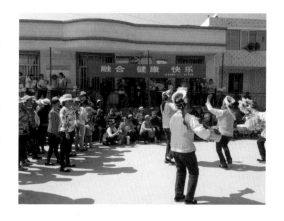

务龙村残协全面摸清了残疾人的需求和信息，建立了完备的档案，包括残疾人数字库、残疾人服务档案卡、基本情况预览表、住房状况登记表、适应技术培训花名册、个性化服务档案、生产滚动资金发展跟踪服务等。根据这些信息，村残协开展了残疾人个性化社会服务，生计发展支持服务，以及各种意识宣传和娱乐活动。残疾人得到了更多的信息，参与社区活动的次数明显变多，有了更多的朋友，也提升了他们的信心。

在将来，务龙村残协还将针对不同的残障群体展开更加有针对性的活动和生计方面的培训。

## 影响

通过村残协这些活动，务龙村残疾人有了更多社区参与的机会，而不再是单纯的信息接受者。同时，他们在残协参加活动的同时，也向社区展示了残疾人的能力，促进了社区的残障融合。

## 可持续发展的因素

在残疾人组织体系日趋完善的今天，村／社区残协将成为每个社区残疾人走出家门，融入社会的第一步，也是最关键的一步。

## 专家点评

村残协的成立，使残疾人有了自己的家，为农村残疾人搭建了一个沟通交流的平台，填补了村委会没有残疾人组织的空白。建立村残协领导班子成员，村书记担任主席，优秀残疾人担任出纳、会计、监管形成了为残疾人服务的体系，提高了为残疾人服务的能力。不但提升了他们的自信，而且还提升了残协会员对自我的认识，提高了残疾人的社区参与程度。村残协活动还扩大了残疾人的人际关系网络，提升了社区对残障的认识和对残疾人的正面印象。形成小组活动，不仅帮助部分残疾人提高经济收入，提升了他们的技能和自信，最终会促进社区的残障融合。

该案例中的村残协从实际出发，用当地容易理解和接受的方式开展社区康复工作，包括：（1）村残协的建设是帮助残疾人的能力建设和发展的关键；(2)"有事做，不只是抱怨和懊恼"是残疾人提升自身能力和自信的一个实用的方法；（3）将残疾人聚集起来非常重要，不管是相互的经验学习、信息交流或者仅仅是简单的娱乐活动；（4）残疾人愿意参与活动，并分享他们的经验，这是农村残疾人的心愿。

有句话"Nothing about us without us"意思是"如果没有我们的参与，不要替我们决定任何事情"。这里的我们是残疾人。在残疾人事务中，残疾人是主体，他们拥有相关事务的参与和决定权，而往往有时候我们忽略了他们，我们有什么给什么，而忘了他们需要什么。

本案例中，残协从一个"挂牌子"，上传下达的，村干兼职有名无实的组织，变为"及我所能，服务残障群体，奉献爱心，构建和谐家园"、"残疾人的信息交流和活动参与平台"，成为一个活跃的残疾人自我管理和发展的残疾人之家。其发展历程有几个值得借鉴和思考的地方：

1. 一开始当地的残疾人发展，是通过建立残疾人的组织即村残协来推动和开展的，即一开始的发展规划中，残疾人就是参与者和决定者，而不是单纯的受助者。

2. 残协的组建和发展没有与当地的组织网络体系相割裂，而是紧密联系。主席由村长或者村支书担任，能够最大限度地保障当地有效资源的使用，使工作更加顺畅。

3. 残协的发展与残疾人的个人发展紧密相关，残疾人在其中得到生活技能、经济发展、社会融合等多种支持，残疾人的发展与残协的发展相互推动，共同进步。

将一个"名不副实"的村残协变为基层残疾人工作的得力助手，本案例村残协的发展是残疾人真正迈向参政议政，平等共享，实现残疾人权益的有效方式。今后的发展和推广，需要当地政府的认可、引导和支持，有效的运作模式和积极正面的效果能够争取更多的政府资源，成为当地组织网络体系的有效延伸。

# 第三节 残疾人自助互助小组在地震灾后的实践

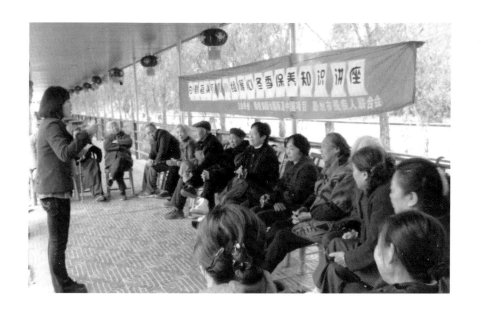

## 背景描述：震后的北川

5.12 汶川地震之后，作为受灾最严重的北川县城被夷为平地，许多房屋都在地震中被摧毁。在地震中出现了大批的残疾人，他们除了身体上的缺损，很多人还因此失去亲人，失去房屋，承受了毁灭式的打击。在震后的很长一段时间内，整个北川县城都被死亡、焦虑、不安笼罩，毫无生气。悲伤的情绪互相影响、传递、蔓延，我们接触到地震灾区的一批残障伤员时，也常常会被这种绝望的氛围感染。为了安抚伤员的震后情绪，重建他们对生活的希望，恢复其社会功能，我们的治疗师和社工开始了艰苦的工作历程。

## 实践描述：双爱小组，心的家园

2008 年，香港复康会在四川开展灾区项目，北川也是项目点之一。社工和治疗师在 2010 年 3~7 月对北川因震致残个案进行了走访，评估其需求。在 2010 年 7 月份开展了第一次小组聚会，这是地震后两年来，组员第一次发觉身边还有这么多类似情况的病友。一些因伤而极度自卑的残疾人在这次的活动中，见到那么多和自己一样，甚至比自己残障程度还要严重的人，很自然地便有了一种归属感。在聊天的过程当中，一些相对开朗的残疾人的态度也起到了一定的带动作用。从起初的抹不开，到后来闲话家常，很多人已经通过这次活动渐渐与周围的残疾人建立了一定的友谊。此后，我们又陆续组织了一些类似的小组交流活动。几次活动下来，大家彼此之间都已经非常熟悉。由于当时大家居住的比较集中，所以经常自发的组织在一起聊天。

然而，7 月份以后，北川新县城逐步完工，组员陆陆续续迁入了新居，由此带来了诸如活动停滞、组员住宿变动且分散、没有活动场地、组员工作流失等情况。不过由于之前的铺垫，小组已经有了很好的组织性和行动力，社工也改变了聚会策略，利用社区宣传活动的机会为组员提供参与的机会，并利用活动平台，让组员负责简单的日常工作，激发组员的组织潜能。

2012 年 4 月，到了小组的生日。在这次的生日聚会中，由社工进行引导，组员们一同想出了小组的名字"双爱"，寓意为爱自己、爱他人。将自助互助的理念进一步融入到小组中，也是在这次聚会中，小组组员一同推选出了第一批领袖，小组的发展去到一个新的层次。

2013 年，针对需要，我们的社工为"双爱小组"及新北川另一个自助互助小组

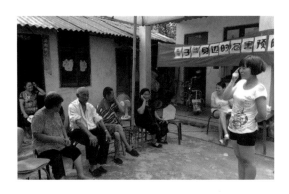
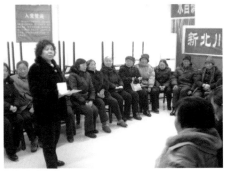

的领袖们举办了一次领袖培训活动。培训的主要内容强调自助互助小组的含义及作用、小组领袖的权利和义务及提升领袖自信心。通过一系列的培训，让领袖们对与社工的关系：协作者－合作者－主导者的循序渐进的参与过程有了从理论联系实践的直观认识。2013 年，是小组发展爆发的一年。在小组结构确定下来以后，社工不再直接参与活动，而转变为顾问，从小组发展方向、注意事项、寻找稳定支持、打造小组品牌、组长技巧等方面给予组长支持。小组逐渐脱离出原先单纯的内部分享，开始面向社区，也同当地残疾人康复中心、NGO 有了联系与合作，在社区也

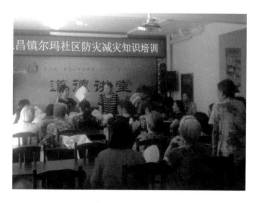

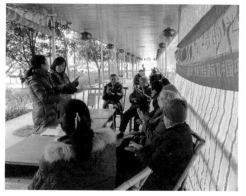

得到越来越多的认可。随着组员能力的进一步增强，社工的角色也越来越淡化。

　　在我们撤离出北川前，社工与小组一同讨论过很多今后发展的可能，大家提出两个发展方向：注册成为非政府机构，独立运行；维持自助互助小组的形式，为社区提供更多的帮助。经过社工与组长的梳理，最后大家决定用两年的时间来尝试继续维持自助互助小组形式的现状，等待社会环境更加开放，小组发展也更为成熟，再进一步推动成为非政府组织。

　　2014 年 1 月，"双爱小组"正式注册为"永昌镇残障文化活动中心"，为本地残疾人提供服务。3 月，我们的社工正式调离北川。在社工调离时，小组已经可以靠着自身的能力运行，并已经有镇政府和康复中心两个稳定的支持力量为小组提供资源。

## 变化：改变偏见，促进融合

　　在这个案例中，我们的社工以小组活动的形式引领伤残人士走出地震的伤痛，重新面对生活。通过丰富多彩的活动，充实了参加者的日常生活，并令其在参与过

程中提升自我效能，激发自身潜能，增加自我认同。

通过参加小组活动，增加了残疾人与社区的互动与融合，降低了社区对于残疾人士的偏见，营造了互帮互助的社区氛围，推动服务的可持续发展。

双爱小组的成立，推动了相关机构（如残联、镇政府、社区、NGO等）转变自身对于残疾人士的传统看法，让他们更多地看到残疾人士的能力，更进一步推动相关服务资源的整合。

### 影响

1. "成立了小组以后我们要帮助尔玛社区所有的残疾人。"

2. "自己是残疾人，在帮助其他残疾人之后觉得自己还有用。"

3. "我没读过什么书，说不了什么大道理，我只知道双爱小组就像家一样，大家一开始从不认识到认识，从不开心到开心，从每天待在家里到走出去帮助别人，所以我很喜欢参加这个小组。"这是双爱小组锻炼组组长缑绍芬的一段肺腑之言。同时，也说出了小组里每一位成员的心声。他们愿意用自己的付出帮助更多的残疾人，希望用自己的快乐去影响更多正处于因肢残而自怨自艾的人。

### 可持续发展的因素

作为一个自助、互助小组，这里面的每一个人可以说都是受助者，因为他们在刚刚加入时，都是渴望从这里汲取力量，让自己受益。但是，同时他们每个人又是助人者。小组里的每个人都从别的组员身上学到了自己所没有的东西。大家在互帮互助的过程中共同成长。并且，这样的小组还可以复制到任何一个有需要的地方。

### 专家点评

自助小组，顾名思义，通俗地讲就是组员互相鼓励、互相帮助，发掘自身动力、充分利用周围的资源开展活动，无须机构或专业人士的引导或帮助就可以自发自动地运转发挥作用的团体。正如案例中双爱小组锻炼组组长所说的"我没读过什么书，说不了什么大道理，我只知道双爱小组就像家一样，大家一开始从不认识到认识，从不开心到开心，从每天待在家里到倒走出去帮助别人，所以我很喜欢参加这个小组"。 这很好地总结了残自助组对残疾人的意义。

自助小组是赋能的重要形式，是社区康复中最常用、最实用的工作技巧之一。但要真正使自助小组自己运转起来，坚持下去却也很不容易，背后有很深的理念、很专业的技巧要学习，很微妙的关系要处理妥当。这个案例中的自助小组是非常成功的一个，值得学习推广。

社区康复是一个跨专业、跨领域的工作。在本案例中，社工与治疗师和其他团队成员在实施社区康复项目的过程中，回应社区需要，适时建立震后残疾人自助小组，彼此安慰，彼此鼓励，"抱团取暖"，进而发展成自助助人的社会组织，非常典型，非常成功。当中有很多成功的经验值得关注：

1. 项目机构香港康复会和社工的清楚定位、催化作用以及有效的退出机制。社区康复中的自助小组往往是由社区康复项目、政府或民间机构发起的，在早期由专业机构或专业人士主导、推动，组员难免对于发起的机构有一定的依赖性，但自助小组最终能否在较少外力的推动下持续运转是衡量项目成效的关键指标。在该案例中，从初期就刻意地让组员负责日常工作，又共同为小组命名，推选领导小组，开展领导力培训。小组领袖从协作者到合作者到主导者，社工从主导者到合作者到协助者，到顾问、陪伴，到离开，非常值得借鉴学习。

2. 自助小组的功能是多方面的，不仅是生理康复方面的促进，更是心理和社会方面的重建，各方面相得益彰，最终是恢复个人发展所需的"生态系统"。"5.12地震"给受灾群众带来的损失和影响是难以用数字概括的，房屋重建、生理康复相对来说还算是较容易实施和管理的，而心理、社会方面的重建则需要更长的时间和细致入微的方式方法，自助小组就是其中之一。案例中的组员逐渐地从地震灾害、从生理受损的阴影中走出来，并自己定位为"爱自己，爱他人"的小组，去帮助当地更多的残疾人，这样转变的发生是与自助小组这种助人自助的组织形式和社工技巧密不可分的。

3. 本案例在连接本地资源、保持续航能力方面也做得很出色，最终以注册的社会组织继续为当地残疾人服务。

从点评人在印度考察的经验上讲，自助小组有时也可以不限于残疾人，可以欢迎其他有需要、有特殊困难的人士（如慢性病患者等）参加。并且在活动开展方面，除了主体的自助、互助外，也可以设计一些为整个社区（不限于残障群体）做贡献的活动。比如在学校或其他单位作励志分享和演讲，维持社区公共区域的公共设施或环境卫生等。这样做也有利于消除社会对残疾人的偏见，赢得大众的尊重，营造平等、尊重、和谐的社会氛围。

如案例中所说，本案例的经验在任何地方都可以推广复制，只是在借鉴的过程中要考虑如何调动残疾人参加组织小组的积极性。因为一般的社区不一定感受得到地震灾区在震后那种要团结一心重建家园、重建生活的强烈需求和意愿，互爱互助、志愿服务等社区精神需要刻意、精心地培育。

而且也提醒大家不要忽略那些残障和长期在病患中的人们。如：自助组团体不是精英团体，只是一些在地震中受伤的人们。

# 第四节 精神病自我防治管理小组

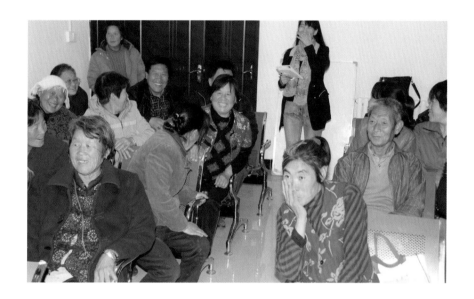

## 背景：精神障碍者面临的困境

　　精神病是指严重心理障碍，患者的认识、情感、意志、动作行为等心理活动均可出现持久的明显的异常；不能正常地学习、工作、生活；动作行为难以被一般人理解；在病态心理的支配下，有自杀或攻击、伤害他人的动作行为，是一个难以治愈的世界性难题。这是精神障碍者通常面对的定义。

　　张村镇东坡村有大概 20 多名精神障碍者。以前，这些人因为精神障碍发病期会有一些异于普通人的表现，家人通常会让他们待在家里，而邻居们对他们也都是敬而远之。因此，这些人也变得更加封闭。

村子里只有一个村医，对于这些精神障碍人士，他会进行一些药物的治疗，虽然可以在一定程度上控制病情，但是对他们的状态，并没有什么改变。

## 实践描述：参与式让每一位精神障碍者找到新的生活

我们从 2012 年开始执行嘉道理在平陆县的康复项目。通过调查，我们发现东坡村的精神障碍者比较多。而且，他们的状态也并不算很好。于是，我们便把康复项目定位在东坡村。

经过和东坡村的村医刘克亮的沟通，我们对这些精神障碍者的状况有了初步了解。决定在该村成立精神病自我防治管理小组，以健康康复为主题，促进其自我赋权，实现社区融合。作为村里唯一的医生，同时也是轻度精神障碍者的刘克亮，被推选为组长。

记得第一次开展小组活动的时候，为了让大家都能够参加，我们通过村长把每个精神障碍者请到了村医的门诊部。当时，我们想让大家先做一个自我介绍，结果没有一个人发言。我们意识到，他们心里因为彼此陌生而有些恐惧，加上平时很少有人愿意和他们说话，也让他们养成了不爱开口的习惯。就这样，第一次聚会以失败而告终。

为了让大家开口说话。我们第二次去东坡村的时候，便带了一些诸如洗衣粉、肥皂之类的日用品。在现场，我们让大家说说自己的爱好。并表示，我们会给每个发言的人赠送小礼物。这次，终于有人开口说话了。当第一个人讲完后，我们便发给他两袋洗衣粉，并给予了口头表扬。看到这个情景，现场顿时热闹起来，一些人开始积极发言。

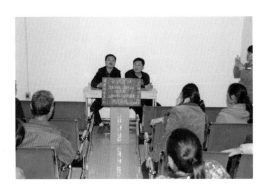
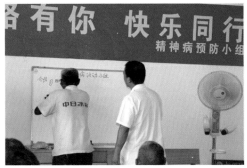

为了鼓励每个人都说话，除了赠送小礼品外，在每次活动当中，我们还会给大家排一个顺序。例如：拿一副扑克牌从 A 发到 K，拿到 A 的就先说，然后依次往下。说的话题则是我们事先定好的，都是一些很简单、很生活的内容，例如说一件你最喜欢做的事情，说说你最讨厌的人等。可能在很多人看来觉得这样的话题是不是太简单、太无聊，但实际上，做为精神障碍者，他们这样属于自我表达的东西，很少有人愿意去倾听，更谈不上认可。

为了提高大家的参与积极性和归属感，活动的大多数事务均由他们自行决策，自行管理与参与。例如每次的签到、选择主持人等，这些都是由每一位参与者来完成。在几次活动以后，大家的热情明显提高了很多。后来，小组的话题便由大家商量决定，而不再是我们单纯的建议。

除了通过聊天让大家敞开心扉。这个小组最重要的任务就是让每个人认识到自己的状态，能够在医生的指导下按时服药。而这个工作相比起组织大家聊天就比较困难了。于是，我们和刘克亮组长协商之后，决定通过拍摄视频的形式让大家看到自己发病的状态，从而认识到自己情况。在这些精神障碍者家人的协助下，我们为几名处于障碍状态的人拍摄了视频，在他精神状态比较稳定时便放给他看，并问他：你知道这是谁吗？他／她怎么了？起初，那些人并不承认那是自己出现精神障碍时的样子。但是，在我们多次开导和解释下，他们渐渐接纳了自己的情况。同时，也按照刘克亮和县里医生的指导，按时服用药物。这让他们的病情得到了极大的控制，发病率也明显降低。

## 变化：从畏之如虎到相处融洽

在小组成立之前，村里人见到精神障碍者总是躲着走，能不接触就不接触。而且，这些人也的确给村里造成了一些破坏。例如，他们在发病的时候，会去砸村里为孤寡老人提供的小饭桌，甚至伤人。然而，在参加了小组活动之后，很多人变得开朗了、健谈了，心里也通畅了很多，发病率也就有所降低了。加上在了解了自己的病情之后，按时吃药，病情进一步得到了控制。而家人在看到他们的改变后，也不再把他们与外界隔离，经常带着他们外出走亲访友。渐渐地，村里人对他们不再疏远。

加上刘克亮的正面宣传。大家逐渐开始和小组里的人接触。如今，东坡村的村民在谈起这些精神障碍者时，脸上不再是畏惧和不屑。而是很自然地说，其实他们不发病的时候跟别人没什么区别。而作为精神障碍者自己，也很坦然。他们经常跟人说，当你们看到我比较烦躁的时候，千万别理我。

## 影响

精神病自我防治管理小组的成立，不仅让20多名精神障碍者在心理上找到了依靠，病情上得到了康复，也让他们和家人、邻里的关系得到了缓和。每个人在谈到精神障碍时，都会坦然地和别人做正面的交流。这样的氛围，也让精神障碍者所生活的空间更加包容和开放。这种包容的环境也让他们生活得更加轻松，反过来又促进了他们的康复与稳定。

在得知东坡村的情况之后，附近村镇的一些精神障碍者也时常会在家人的陪同下来参加他们的小组活动。刘克亮说："通过小组活动，让我真正认识到，早预防、早治疗、多活动、勤训练是预防精神障碍发病的必修课。"

## 可持续发展的因素

对于精神障碍者来说，除了康复治疗，很少有人关注到他们其他方面的问题。东坡村通过精神病自我防治管理小组，对精神障碍者进行康复治疗，让他们认识到自己的病情，并按医嘱服药。同时，通过小组开展的参与式的活动，让每一位成员都增加了归属感和价值感，能够被倾听、被认可、被接纳。从而走出了自己原来封闭的世界，去接触更多外界的事物，这也在很大程度上降低了他们的发病率。让他们不再是人们心中畏惧的对象，而变成了和他们一样

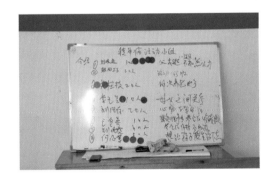

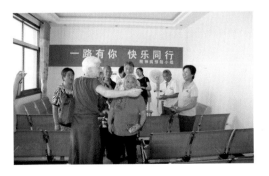

的普通人。而这种环境的改变，对精神障碍者本身就是一种鼓舞与促进。

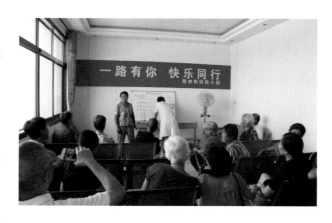

## 专家点评

农村残疾人在与外界交流沟通、接受教育和培训、外出务工、参与社会事务等方面通常会遭受到排斥和歧视，精神障碍者由于抑郁和狂暴行为更容易遭受到社会的排斥，造成他们难以融入社会。张村镇东坡村通过项目干预，成立精神病自我防治管理小组，由村医牵头，以健康康复为主题开展活动，促进了全村20多名精神障碍者自我赋权，改变了社区群众和精神障碍者家庭的残疾人观念，促进了社区融合，给我国农村精神障碍者社区康复和社会融合提供了非常好的思路和可以借鉴的方法。

本案例的亮点主要体现在以下几个方面：

首先，精神残障需要支持和疏导，而把他们组成小组，可以互相倾述，互相扶持和监督。

其次，如何让小组发挥作用，良好运作，平陆县残联工作人员提供了一个成功的例子。

1. 选择合适的召集人，东坡村的村医刘克亮有医学背景，还是一个轻度精神障碍者，重要的是他对这件事有热情、有想法，经过残联工作人员的培训，了解小组活动的组织技巧，成为小组活动的核心和催化剂。

2. 秉承参与式的原则，调动小组成员的积极性，因地制宜采取一些"土办法"：用一些小礼品、小游戏来鼓励组员发言，而更重要的是"为了提高大家的参与积极性和归属感，活动的大多数事务均由他们自行决策，自行管理"，参与式的方式让每个成员都融入其中。

此外，当地工作人员对于小组组建的目的一直非常清晰，即通过这样的方式，让精神障碍者状态稳定甚至有所好转，并且回归正常的家庭和社区生活。因此，为了让精神障碍者意识到自己的情况，能够实现自我管理，他们也有一些"土办法"：通过拍视频，让他们自己看见自己发病时的状况，从而意识到服药控制的重要性和必要性，嗨，你别说还真管用！

最后，周围环境也是影响是否发病的一个重要因素。一方面需要宣传，另一方面，最积极有效的方式，是让周围人看见精神病人的转变。这样的"现身说法"有时胜过千言万语。良好的互动又反过来促进精神残疾人和周围邻里的和谐发展。

通过这个案例，我们可以看到：精神障碍者的社会融合是政府、社会、社区及其家庭的责任与义务；精神障碍者自我赋权可以打破他们的自我封闭，增进他们与社区成员的交流和沟通；村医参与可以保障他们定时服药，对他们进行行为观察和康复指导；建立社区服务和支持系统不但惠及精神障碍者和他们的家庭，而且惠及社区和整个社会。

在这个案例中，参与式的方式充分体现在小组的管理和发展中，方法并不复杂，也不需要多少经费。小组建立一个良好的运作机制，小组成员有共同的目标，小组才能有生命力。这种参与式的方式可以复制到其他残障类别、其他需求的小组活动中。需要注意的是小组的成立、发展一定要得到当地政府的认可和支持，借助当地残联的倡导，村委会的支持，才能可持续发展。

我们需要在更多的农村/社区推广东坡村的做法和模式，使"平等·参与·共享"为核心内容的残疾人观深入人心，并不断丰富和发展。

# 第五节 心智障碍者自主生活项目

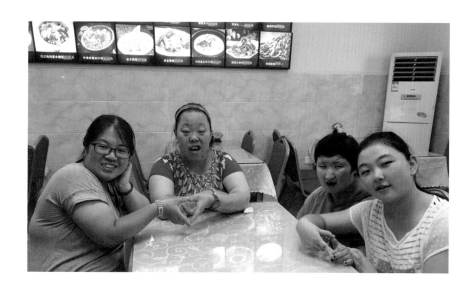

## 背景：心智障碍者同样需要社会化的生活

北京市丰台区利智康复中心一直以来都致力于 15 岁以上心智障碍者的康复工作，除了培养他们的基本生活技能，还通过培训，让一些能力较好的心智障碍人士走上了工作岗位。通过多年的探索工作，他们发现这个群体，除了需要适合的工作以外，更重要的是他们需要进一步的社会化和社区参与、社会融合。所以，能够真正进入到社会当中，拥有和其他人一样的社会生活，有规划和设计自己的生活的能力远比单纯的给他们找一份工作更加重要。再者，一些家长的观念越来越开放，他们开始期待自己的孩子能够更多地融入社会，开始愿意带着自己的孩子走出家门。加之有越来越多港台的专家走进内地，引入了一些专业化的服务，让利智康复中心看到了新的服务形式的可能。于是利智康复中心在两三年前推出了"自主生活"服务，希望学员们可以独立地自主地生活，可以作为一个有尊严的人去独立生活于社区。

## 实践述：自主生活，给心智障碍者寻找一个普通的家

在发现了心智障碍者需要社会化的生活这一需求之后，经过长时间的酝酿和准备，利智康复中心在 2015 年，正式推出了"自主生活"计划，并成立了一个"自主生活中心"。"自主生活"计划共划分为四个时光：工作、学习、生活和休闲；强调三个概念：自我选择、自我决定和自我负责。

"自主生活"要求学员要自己独立地做规划，去选择自己想要的生活、活动、工作及学习内容，从而决定一周的具体规划。在计划制订完成后，他们会主动邀请助理（专业人员）和同伴来执行这个计划。如果在过程中遇到任何问题，学员需要对自己制订的计划负责。

"自主生活"分为日间服务和晚间服务两块。晚间服务建立了一个"自主生活中心"。目前"自主生活中心"（后称之为家庭）有四个女孩在进行社区居住。整个家庭在环境的设计、饮食、休闲活动等资源方面都是在助理的支持下由学员自己规划、经营的。助理会分时间段地撤出，例如，在计划进入正规以后，晚上 5 ～ 8 点之间的买菜、做饭等环节，就不再有助理的参与，而是由服务对象自己独立完成，

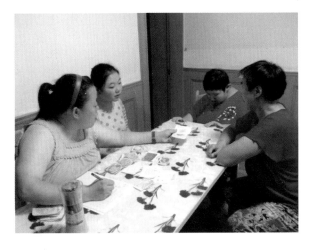
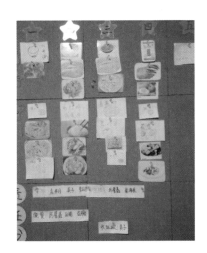

8点后，助理再回去和服务对象一起进行情况总结。在整个项目过程中，助理的支持在慢慢减退。最终，希望达到服务对象完全独立地在社区生活，而助理只是会定期去进行评估。

## 变化：我的生活我做主

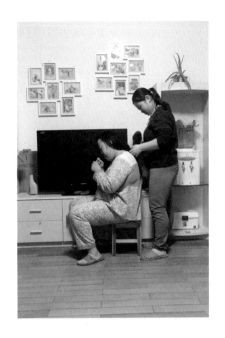

在自主生活计划一开始，助理几乎是形影不离地协助这些服务对象完成一天当中的每一个计划。学员具有较强的依赖性。除此之外，社区里的一些居民，对于这几个陌生又特殊的邻居，态度都非常冷漠，从不和他们交流，这也让这些服务对象变的不自信。经过了将近一年的支持与协助，现在这四个女孩已经学会了家庭架构、时间规划、生活板块等知识，也已经可以在助理撤出的情况下自己料理自己的家庭生活了。现在"自主生活中心"除学员外只有一个安全责任老师，在晚上8点和早上7点半负责检查卫生、煤气、门等，以排除安全隐患。"自主生活"努力把支持降到最低，虽然有纠纷时仍需要工作人员出面解决，但依旧可以通过这个过程来告诉学员如何看待家庭矛盾和邻里纠纷。

而作为邻居，社区的其他居民，通过这段时间和她们偶尔的接触和交流，慢慢对这个群体有了一些了解。发现她们并不是自己想象当中那么无法沟通，甚至有一定的危险，反之，她们非常的实在和热情，处事方式也非常的简单。渐渐地，很多居民也开始和她们主动说话，从陌生，一点点变得熟悉。

## 影响

在这一年多的时间里，四个女孩从开始对机构的依赖到现在的已经完全自主自立。比如前段时间她们想出去旅游，于是就自己做了计划。她们现在对自己的生活有自我管理的能力以及对自己负责的态度。另外，她们还学会了自助和互助，知道怎么支持其他的伙伴。由于四个女孩中两个是中轻度的，两个是重度的，在一起生活、学习的过程中，四个女孩逐渐建立起了互助体系：两个重度女孩生活上的支持，比如洗菜、洗漱等现在都是由两个中轻度辅助完成的。她们形成了彼此之间的一个自然、平等、尊重的支持关系，不再需要专业的、有权威的、压迫的支持。

## 可持续发展的因素

利智康复中心，通过自主生活的方式，培养她们独立生活的能力，让她们享有和健全人一样的生活方式，这是对心智障碍者很好的康复方法。而在这个过程中，助理慢慢撤退，就促使每个参与计划的心智障碍者的能力不断提升。这对于她们以后的生活有着极大的帮助。另外，在提升自己能力的同时，她们学会了互帮互助，了解了团队合作。这对于她们以后融入社会也有着很重要的意义。

## 专家点评

利智康复中心的自主生活家庭是国内关于心智障碍者开展社区化自主生活服务模式的成功探索和实践，充分体现了联合国《残疾人权利公约》第十九条款中社区自主生活的原则，还真实体现了此条款中所述"残疾人获得各种居家、住所和其他社区支助服务，包括必要的个人援助，以便在社区生活和融入社区，避免同社区隔绝或隔离"的这些内容。因为体现了最小限制，最大融入社区原则，在专业助理的支持下，心智障碍者的自主能力得以激发，最终轻度障碍者和重度障碍者本身互助成为支持体系是案例的亮点。心智障碍者的社区融入和社区生活品质面临着比其他障碍人群更多的挑战，他们融入社区需要更高的"软件"支持，就是专业化的服务。

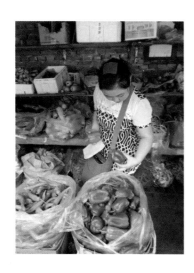 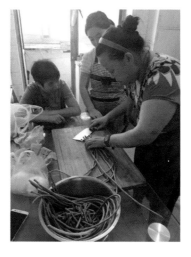

这种社区家庭在美国、欧洲和台湾地区都有实践，内地刚刚起步。利智的社区家庭提供了一个很好的样板，复制推广这个模式的关键是要培养专业

的社工，并且该政策能够在住房补贴方面给心智障碍者家庭更自由的选择。这样家庭可以根据经济条件适当投入资金来支持"软件"成本投入。同时，为了监控服务质量，心智障碍者的家庭以及家长组织也应该积极介入发挥作用，政府、服务机构、用户三位一体才能支撑这一先进的服务模式！

多年来心智障碍者在机构内接受康复和托养服务是一重要模式。随着残障事务的发展，残障者社会融合的需要，这一模式逐渐出现松动。这个案例有力地反映了这一趋势。残障者生活自理能力的提高，拥有自主生活需要有真实环境作为背景。走进社区、融入社会是社区康复的目的，这一目的的实现由内外多种因素共同促成。我看到这个案例通过与外界包括港台地区的交流，改变了机构人员对心智障碍者的管理模式，探索残障者融入社会的做法。这也是众多残障服务机构应该借鉴之处，也反映了开放与交流在残障事务管理中的必要性和重要意义。

## 第六节 脊髓损伤小组 —— 一起走出地震阴霾

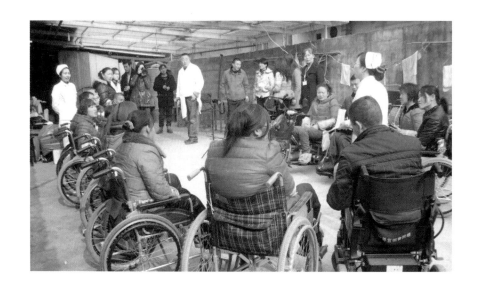

### 背景：地震带来的痛

2008 年的一场地震，不仅让很多人失去了家园、失去了亲人。而且，很多人也被动地加入了残障群体的大军，很多人都因脊髓损伤而只能依靠轮椅出行。面对家破人亡、肢残等多重打击，很多人都陷入了绝望与无助，不知道该怎么继续生活下去，不知道自己的未来在哪里。

### 实践描述：脊髓损伤小组的成立

地震之后，国际助残开展了支援灾区的救援康复项目，帮助部分因灾致残人士进行康复治疗。然而，在治疗的过程中，项目方发现，相较于身体上的伤害，残障给大家带来的心理伤害更为严重。于是，在进行康复的同时，帮助并鼓励一些已经康复出院的残疾人，成立了一个自助、互助小组，定期组织大家在一起聚会，互相交流感受，互相打气。在彼此都比较熟悉以后，还经常开展一些诸如唱歌、下棋、聚餐等文娱活动。通过这样的聚会，不仅令很多沉浸在伤痛中，对未来失去信心的脊髓损伤患者重拾生活的信心，而且也在一定程度上丰富了大家的生活。

2009 年，小组的规模进一步扩大，除了因地震致残的人之外，他们还吸收了一些因其他原因导致脊髓损伤的朋友。陈瑞月就是在这个时候加入小组的。

2009 年，一场车祸，让陈瑞月失去了丈夫，自己也高位截瘫。经过救治，她虽然能够依靠轮椅行动，但是，失去了亲人，失去了工作，加上还有年幼的孩子和老人，生活的压力，加上心里的创伤，让陈瑞月不止一次想过轻生。就在她最绝望的时候，一次去医院进行检查时，几位自己操纵轮椅在医院里飞快行进并且笑语欢颜的人从她身边路过，让她很是惊讶。她没想到，坐在轮椅上也可以这么自如地行动。于是，她在婆婆的帮助下，她找到了那几个人。通过和他们的聊天，陈瑞月了解到：原来，他们都是在地震中致残的，刚开始的时候，他们和自己一样悲观和无助，但是在大家的互相帮助下，渐渐地走出了阴霾，重新乐观的面对生活。至今，陈瑞月还记得其中一个人对她说过的话："现在的你就是一年前的我们，相信一年后，你也会是现在的我。"于是，在他们的影响和劝慰下，陈瑞月也加入了这个全是脊髓损伤者的小组，通过每个月一次的聚会，在欢乐、融洽的氛围中，她从一言不发，到渐渐地开始和人交流。陈瑞月说，她真正从心里接受这个小组，其实是因为在一次活动

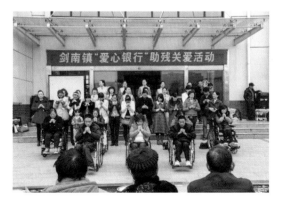
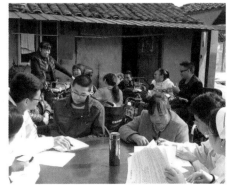

当中，大家聊到了关于如何解决褥疮的问题。而这个问题一直以来都让她烦恼而痛苦，并且，一直以来都没什么好办法。那次聊天，有几位朋友给出了一些避免褥疮的小窍门和一些比较有效的药物。陈瑞月按照方法回家试了之后，发现果然非常有效。于是，当她再次参加小组活动时，就更加积极了。因为她一次比一次地主动发言，而且还主动帮助和引导一些刚刚加入小组的成员。所以，在小组决定选拔一批核心领袖时，她便被推举为其中一组的组长，负责这个小组的组织和发展工作。

这个小组从成立到现在，已经有将近九年的时间。目前，小组里有30多名成员，他们每个月都会组织一次聚会。在聚会当中，他们不仅会交流一些生活经验，而且还会邀请一些康复方面的专业人员到场，为有需要的人做一些专业解答。例如，之前提到过的褥疮问题，以及冬天因为寒冷而产生的冻疮该如何预防和护理等。除此之外，他们还会组织一些积极分子到一些刚刚致残的朋友家中，进行心理疏导，利用自己现身说法，鼓励大家走出家门，勇敢面对生活。

提到小组现在面临的困难，陈瑞月说：因为受伤，小组里的很多成员都失去了工作，闲居在家，所以，基本上并没有什么经济来源，每个月的聚会，大都依靠别人的捐赠和补助。但是，这些并不能稳定地支持小组的发展，这也是目前，该小组面临的最大困难。作为小组的负责人之一，陈瑞月表示，他们最大的愿望就是找到适合小组成员们的工作，让大家都能够自食其力，从而也更加有能力让这个小组有更大更长远的发展。

## 变化：我们的今天就是你的明天

小组在成立的时候，每个人都是受助者，大家互相打气，相互激励。在经过了

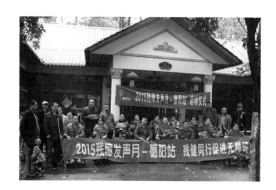
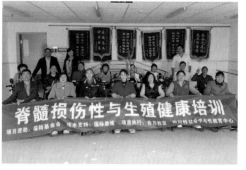

一段时间后，一些人已经从阴郁中走出来。于是便开始主动地去帮助他人。而且这种帮助是随时随地的，不拘形式的。除了语言的说服，更重要的是他们用自己的行动和形象来影响更多的人。"我们的今天就是你的明天"，简简单单的一句话，却鼓励了无数因突然致残而失去生活勇气的人。

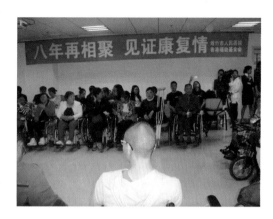

## 影响

1. 自助、互助小组的成立，不仅改变了组内成员对于人生和未来的态度。而且，也让他们的家人减少了压力，不再觉得家里有一个残疾人士是天大的负担，甚至，有些人还成为了家里经济来源的贡献者。例如，被称为小组里最成功的小李，就是从开始的自卑，慢慢变得自信，后来在走出了阴霾之后，自己开了一家麻将馆和一个小卖部，不仅解决了自己的温饱问题，而且还能够为家人解忧。

2. 该小组每年都在不断地扩大规模，争取为更多后天致残的人士提供服务。他们的知名度也越来越高，很多残疾人士受到他们的影响，对于自己的人生，有了更多的自信。

## 可持续发展的因素

通过自身经历去影响他人，这是最好的倡导形式，也是最有效的心里康复方法。而且，这样的形式和方法，不拘泥于地点、时间，具有极强的可复制性。因为需要康复的对象存在于任何一个地区，任何一个时间里。所以，这样的项目也非常具有可持续性。

## 专家点评

这个案例体现互助小组中成员教育的特色，这种教育既包括心理指导也包括专业康复教育。互助小组是一个从个体赋能到群体赋能的过程，能够发挥残障自身的资源，形成互助和支持。这也充分体现了联合国《残疾人权利公约》第二十条（适应的训练和康复）中所要求的"缔约国应当采取有效和适当的措施，包括通过残疾人相互支持，使残疾人能够实现和保持最大程度的自立，充分发挥和维持体能、智能、社会和职业能力，充分融入和参与生活的各个方面"。互助小组及同伴教育的康复策略是成本低廉，可以持续的做法，并且能够充分挖掘残障者自身的潜能。

那几个自如地操作着轮椅在谈笑风生中与陈瑞月擦肩而过的身影深深地印入我的脑海，令人久久不能忘怀。社区康复的价值远远超过做了几台手术、安装了几条假肢、做了多少次康复锻炼、开展了几场小组活动，它的终极价值在于激活饱经风霜的生命，给社会带来生机勃勃的春天。本案例就是这一终极价值的鲜活体现，"我们的今天就是你的明天"这句简单朴实的话，加上活生生的从内而外的生命见证，给了陈瑞月顽强、积极活下去的勇气，并在小组活动中用生命影响生命，开创富有意义的新生活。

这个脊髓损伤小组是在做康复治疗的过程中，工作人员敏锐地发现单纯的生理康复远远不能有效地回应残疾人的需求，他们还有强烈的心理、社会方面的康复需求，从而因势利导，逐步建立起来的。有意思的是，在陈瑞月的例子中，却是一次有关褥疮预防的经验交流，让她从心里完全地接受了这个小组，并逐步地成为带领者之一。从中起码有两点值得注意：

1. 社区康复倡导的是"大康复"、社会融合发展的理念，不一定非要先从生理康复入手，做好了这一步再设计下一步，而是从计划阶段就全面地评估分析残疾人和社区的需求，各层面分重点地全面发展。各个领域层面往往能够互相促进，交相辉映。

2. 小组常常发挥出让人意想不到的效果，其内部机制之一就是同伴学习、社会学习。残疾人从其他残疾人那里更容易学到非常实用的康复经验，并把好的经验不断地传出去。

在本案例中，专业人士的角色也值得注意。小组活动中经常邀请专业人士到场指导，这是非常值得肯定的，也是西方发达国家自助小组活动中成熟的经验。

一般而言，小组人数在12人左右效果较好，15人以上就不容易保持归属感。自助小组不断地扩大规模后，是否要分成几个小组，并复制到其他地区或残障领域是一个值得思考的问题。盼望有更多的脊髓损伤小组在中国涌现！

# 第七节 青年残疾人士心理－社会互助小组

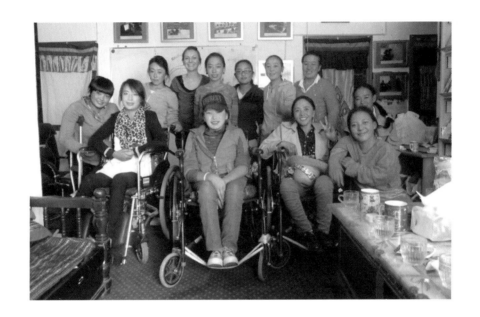

## 相关背景：西藏残障者——前世的诅咒？

西藏有着令人羡慕的耀眼阳光、蓝天白云、澄澈空气，是人们心中的天堂。藏传佛教盛行，大多数人都有着很强的宗教信仰。在当地人的信仰里，残疾人是因为前世造孽而在今世受到神的惩罚，恶魔的灵魂住进了身体夺走了他／她本来该有的功能。佛曰：欲问前世因，今生受者是。欲知后世果，今生作者是。因此残疾人在西藏象征着一种厄运，有的在生下时就被溺毙，而活下来的，也在周围人的冷漠和歧视中体会不到一点做人的尊严。而作为残疾人本身也这样认为，他们感受到的是人世间的冷漠、耻辱，没有尊严的生活。然而，正是因为佛教劝人从善，鼓励人们今生尽最大努力帮助他人，尤其是弱势群体。所以残疾人士在家庭中会得到最大可能的保护，但是除此之外，没有人更多地关注残障者自身的感受。很多残障者感受到无助、伤心、无人理解。残障者在教育、就业、社会融入等各方面仍旧存在很大的挑战。

## 实践描述：各种小组活动激发残障者动力

担负着让西藏自治区残疾人自强的使命，西藏残疾人协会于2010年正式成立。其主要目的是为残疾人提供引导和扶持，使他们可以获得接受教育和谋生的机会，提高公众对残疾人权利的认知度，宣扬决策实例，提高残疾人的处境和法律的实施。

在第一年，该组织针对残疾人士需求调研开展了一些活动，并对全部的参与人员进行了必要的评估。其目标是评定残疾人的障碍、需要和需求。通过调查，其中一项主要发现就是，大多数成员，特别是女性，认为她们自己的自身价值比其他人低。

基于残障和女性性别的双重压力，在西藏的传统佛教文化中，残障女性一直充当非主体角色，没有话语权，在社会中被边缘化，被忽视。

为了实现赋能残障女性，残疾人协会建立了一项服务：创建星期天俱乐部。其目的是让协会成员，特别是女性成员获得自尊并变得自信自强。本服务的宗旨是成员相互分享他们关心的问题，挑选议题，并一起确定解决方案。该行动计划以参与协作的形式开展，其中大多数行动都特别针对提高成员的自信心和激发他们的自我认识，使她们能够接受自己。强调应当将残障看成生命的一个成分，但不是唯一的成分。成员的另外一个问题就是如何更好地处理来自社会的偏见和不公平待遇。

但是，起初活动遭到了一些残障者父母和监护人的反对，他们担心这些行动不

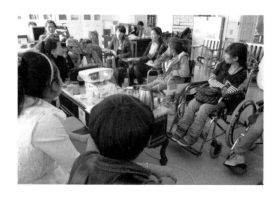
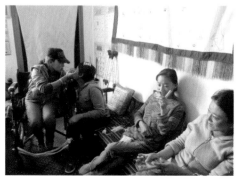

便的残疾人的安全和出行或可能遇到的交通事故。通过组织交通会议，向他们解释了协会的角色，讲解风险预防规范以及参加这些服务可能对他们的家庭成员带来的益处。经历了几次磋商与实地考察实践，家长和监护人才放心让残障者独立自主出行。

在星期天俱乐部中，会开展以下几项活动：

1. 分享聚会：成员说出她们关心的事情和问题，小组尽可能商量制定解决方案。

2. 每月演讲会：每月由社区杰出的残疾人或非残疾人做鼓舞人心的演讲。

3. 电影分享会：讨论讲述残疾人的电影，发展有关其他文化背景下和其他国家的残疾人如何克服一些障碍的理念。

4. 公共无障碍设施倡导：多人一起聚集到公共场合（咖啡店、电影院、图书馆和博物馆）进行体验，让社会认识到残疾人在使用公共设施中遇到的障碍，他们可以做出的改变。

5. 职业素质培训：残障女性在工作场合应有的身体语言、个人妆容等。

6. 残疾人平等意识培训：以参与式工作坊的形式来进行《残疾人权利公约》的普及培训。

7. 健康方面的互动式会议：包括生育健康和艾滋病预防。

8. 女性自强会议：分享和讨论女性遇到的具体问题。比如视障女性按摩师会受到不同程度的性骚扰，不同年龄段残障女性也会受到不同程度的家庭暴力。她们会探讨具体议题的解决方案，评估可行性。

9. 交流技巧培训：英语强化计划和中文书面沟通技巧培训。目前该小组有一名非常有自信和熟练掌握引导师技术的残障妇女负责为协会的全职员工配合星期天俱乐部的心理－社会活动。协会成员会主动表达他们的需要，并开发一个参与式行动计划。上述活动每周召开一次，平均每次有30名人员参加。每月规划一次外出活动。每年进行一次服务质量评估，以估算服务用户的满意度。服务用户每月写一篇实时通讯，以分享和促进她们针对社区和地方的行动。

## 变化：命运自己主宰

通过参加俱乐部，很多残疾人，特别是女性，不再相信宿命，开始正视自己的残障，对生活不再悲观。一些女性还主动去社区或者职业学校进行学习，希望掌握一技之长，走上工作岗位。来自拉萨的一位视障女孩儿卓玛，从小到大从未上过学，一直被家人藏在家里。性格内向，不爱和陌生人讲话。后来，参加了星期天俱乐部，性格渐渐变得开朗，特别是在参加了残障意识培训之后，觉得自己不能就这样让家人养一辈子，自己应自食其力。后来，她去残联学习了推拿按摩。现在已经成为了一名合格的按摩师。

## 影响

在不到两年的时间里，大多数成员明显的获得了自主和自信。协会成员非常希望能够畅所欲言，到地方政府部门向他们讲述遇到的问题。大家深知社会有力的影响着残疾人对他们自身的定义。协会的工作使成员有机会重新进行自我评估和重塑他们个人对真理的鉴定。大多数成员变得更加开朗，并且可以更好地处理他们自身的残障问题和人们对待残疾人的态度。由此，地方社区也更多地认识到了残疾人的能力。

作为残疾人，他们希望有更多新的残障领袖出现，在残障领域做更多可能的行动，并与残疾人和世界各地的代表组织有更多的交流。同时他们也希望开展实地考察和公共场所的行动，使残疾人有更多出现在公共场合的机会，培养他们作为一名积极的公民的角色。并且和其他可以扶持本行动推广的重要政府部门建立联系和发展合作伙伴关系。

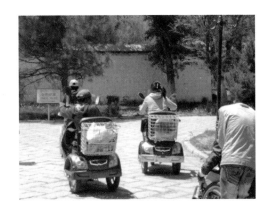
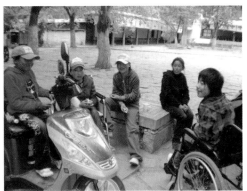

该协会还计划开展体育活动，这种活动将会对培养残疾人的自信有着积极的影响。

## 可持续发展的因素

俱乐部的形式，气氛轻松，对参加者没有任何的要求，非常容易让人接受。而且，每一位参加者都会成为内容的设计者。这让大家很有参与感。俱乐部的内容适用于每一个残疾人，具有很强的可持续性。

## 专家点评

在残障的融合发展中，一方面需要致力于消除来自社会的障碍，将残疾人融入相关的主流发展中；另一方面，也需要对残疾人及其家庭进行教育，改变他们的态度和培养他们的能力来赋能，提高他们主动参与社会的意识和能力。这两方面的工作必须齐头并进。这个案例是一个好的群体赋能案例，特别是女性残障的赋能，残疾人协会的工作方法和采用的策略值得在其他地方推广。成员在参与协会的活动以前，她们的各种残障和社会的消极态度带来的是自卑，自我能力及价值的低估，没有自信、自尊，看不到以后发展的希望。这些决定了协会所做的主要努力，是改善她们的生活质量，有意义生存。协会通过以下工作，使得残障女性身上发生了根本的转变：

1. 参与式方法：协会采取了参与式方法来收集残障女性的需求和面临的困难，共同讨论解决的措施，创造了机会让她们发出自己的声音。根据讨论的结果，每周末组织丰富多样的活动。每年对受益者做满意度调查来收集她们的反馈，改善服务质量。

2. 公共服务场所的无障碍设施倡导：很多残疾人不能享受公共场所的服务，不方便去是因为没有无障碍设施的条件，特别是对肢体残疾人群。协会组织到各种公共场所让社会了解残疾人的需求和不便。

3. 残障意识培训：对残障女性组织《残疾人权利公约》、生育健康及性病知识的学习培训，提高自我保护的意识。

4. 个人能力建设：利用内外资源，协会组织扫盲课来提高她们的交流技能（能发送短信等）。通过个人形象培训来提高自信心，爱自己，分享成功的故事（榜样案例）来鼓励她们等。

5. 思想改变：与残疾人的家属思想交流、心理辅导等来认可他们的选择和得到的支持。

通过以上的活动，大多数残疾人变得开朗，提高了自信心和主动性，能更好地处理自己的问题，有了生活的希望。所以该案例对于各类残疾人协会今后的工作提供了非常好的借鉴，包括：

（1）残疾人协会的工作理念和方法：目前残疾人协会已经建立到社区和村级，残协的宗旨是代表残疾人的共同利益，反映残疾人的需求，维护残疾人合法权益，为残疾人提供服务，促进残疾人平等、充分参与社会生活，共享社会物质文化成果。但有很多地方的残协仅停留于形式或象征性地每年开展几次活动。而西藏残协从建立起，就开始积极而有效的实践其目标和宗旨，从而给残疾人的生活带来真实而积极的改变。这值得很多残协借鉴。（2）互助组建立的关键要素：该互助组能有效而持续的运作，体现了互助组的一些要素：识别组员需求，保证小组的活动能真正满足组员的需求；有明确的目标；有切实可行的活动计划；定期组织活动；在组员中培训小组引导师，促进小组成员切实有效地参与，实现小组的自我管理和自我发展；在逐渐发展中解决更宽泛的问题。（3）关注女性残疾人：残障女性通常会面临包括性别、残障等多种歧视，在残障工作中需要给予更多关注，确保残障妇女能有平等参与社会的机会。该案例也体现了一个妇女赋能方面的实践成果。

# 第三章 社区动员

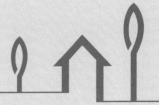

## 第一节 引言

　　社区动员包括增强社区的功能和能力，动员社区积极开展残疾人社区康复工作，加强社区相关部门协调，以社会化方式开展工作，整合利用社区资源，创建无障碍社区，不断改善社区及其家庭的生活质量；使残疾人群体及相关人员了解法律法规、政策规定，鼓励残疾人及其家庭成员参加公民选举，加快实现残疾人的全面发展。本节通过健康、教育、宣传、文艺等社区康复项目，介绍了社区动员在社区康复中的积极作用，总结了社区动员促进不同年龄残障者的社会融合的经验。

# 第二节 沂水县全纳教育项目

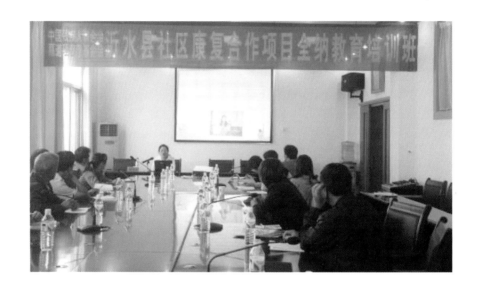

## 背景描述：不知全纳教育为何物

2012 年以前，在沂水县几乎没人听说过全纳教育这个词，更不知道这是什么意思，因为能够上学的残障孩子不多。对于处于学龄的残障孩子，残障状况比较轻的还有机会进入到普通学校读书，也就是所谓的随班就读。

但是，对于这样的学生，老师们有的更多是同情和怜悯。所以，对他们并不像对其他学生那样严格要求，学习好坏并不重要，重要的是别在学校出危险就是万事大吉。至于是否会影响升学率，他们根本不担心，因为从学校的角度，就已经把他们当做特殊群体对待，根本没有纳入正式学生的行列。所以，更准确地说，这些残障学生在普通学校完全就是随班就混。至于残障程度比较严重些的，大部分是在特教学校读书。而对于那些家庭条件差，残障程度重的孩子，就只能待在家中，由家人养活，父母对他们没有任何的期待。觉得只要让孩子活着就可以了。而作为残疾人，他们自己更是满心迷茫，根本没有想过自己的将来会是什么样。

## 实践描述：送教上门，打开一扇窗

2012 年，嘉道理项目来到山东省沂水县，经过调查了解到，残疾人在义务教育阶段面临的问题比较显著，便把支持方向定位在促进当地残疾人全纳教育方面。之后和沂水县残联联合当地其他部门共同组建了工作小组，开始有步骤、有计划地开展工作。

为了配合项目更好地开展，第一步县里专门成立了全纳教育工作领导小组，由副县长担任组长，小组由教育局、财政局、卫计委以及残联等各部门领导共同组成。同时还成立了全纳教育教学研究小组，由教育局和残联相关负责人参与并领导，以便更好地推进全纳教育工作的实施。

由于此前该县并未有过全纳教育的经验，所以在领导小组和教学研究小组共同组织下，决定先开展针对全县各个中小学负责人、全纳教育试点学校老师，以及有送教上门任务的老师的专业培训。通过四期培训，使这些教育人员对特殊教育以及残疾人有了一定的了解。

同时，为了更加有针对性地为有需要的残障儿童、少年提供全纳教育服务，县残联联合教育部门、卫计委对全县 7 至 14 岁的适龄残障孩子进行了摸底调查。调查发现，在这些人当中有 96 名孩子在普校随班就读，214 名在特教学校接受教育，168 名还未接受教育。残障儿童的入学率为 65%。根据这个调查，也为了让全纳教育工作更好地实施，县教委联合财政局共同出台了一个关于义务教育阶段，残障儿童、少年全纳教育工作的实施意见。

根据调查结果，将一部分未入学的孩子送进了普通学校进行随班就读，对于一些残障程度较重，现有环境无法支持到学校读书的孩子，工作组采取了送教上门的教学模式。为了孩子们享受到高质量的教学服务，工作组采取了网格化管理的模式，将有需要的孩子与距离最近的学校进行网格式划分，这样就大大缩短了老师往返的路程和时间，以确保老师能够准时到达孩子家中，为其进行辅导。

经研究，工作组要求负责送教上门的老师，要保持每周至少一次，每次不少于两课时的上门教学。在教学内容方面，为了适应每个孩子的特点，教学内容和方法，也是多种多样。除了基本的文化知识以外，对于一些没有机会做家务的孩子，老师们还会教他们一些简单的生活技能，例如：扫地、擦桌子等。对于一些理解上比较缓慢的孩子，为了让他们更好、更快地记忆，老师们通常会采取生活实用教学法。例如，在识字方面，老师们会把一些词语贴到相应的实物上，比如"椅子"，老师会把这个词贴在一张椅子上，让孩子们学习；利用两只饭碗教他们一加一等于二等。另外，对于一些心智障碍的孩子，他们还会通过舞蹈等形式为其进行康复加学习的同步模式。

为了保证送教上门的教学质量和教学进度，工作组会通过定期考核、不定期抽查等方式，对老师、家长和孩子进行待查评估。对于一些表现优秀的老师予以奖励，对于缺乏责任心的老师则会予以相应的处罚。

除了送教上门以外，对于县里的几所特教学校，在工作组的指挥下，县财政出资，对其进行了无障碍改造，使得在那里的孩子们有了更加良好的学习和生活环境。不仅如此，工作组还经常组织普校的孩子和特教学校的孩子共同开展活动。在活动中，互相了解、互相接纳，从而实现残健共融。

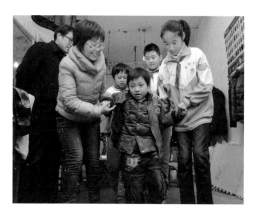
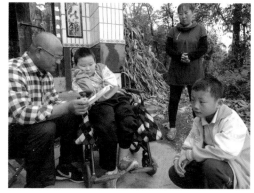

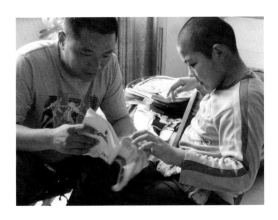
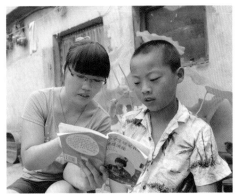

## 变化：入学率是硬道理

通过两年多全纳教育的实施推广，全县残障儿童、少年的入学率由开始的65%上升到97%。绝大多数接受送教上门服务的孩子都有了明显的变化。例如，一位名叫杨浩文的脑性麻痹儿童，之前没有接受过任何外界的信息，性格内向，语言也不是很流畅。在老师刚刚去他家里的时候，他对老师始终是一种排斥的态度。然而，经过老师耐心地沟通，渐渐地，他开始接纳老师的到来，再后来，他甚至每天都和父母念叨着，老师怎么还不来，老师什么时候才来，到最后，他和老师已经结下了深厚的感情。当工作组的领导来到家里调查慰问时，他大大方方地为大家背诵古诗，还和大家开心地聊天。看到他的变化，工作组的每一位领导都十分欣慰。

对于每一位参与项目的老师，在项目开始的时候，面临的最大困难，就是对于特教知识的缺乏。为此，工作小组专门对这些老师进行了专业培训，但是由于时间较短，老师们在开始工作的时候，并不能完全应对孩子们的各种情况。所以，工作组便采取了监督、定期抽查，发现问题随时解决的方法，协助老师们做好每个孩子的教育工作。当项目结束后，很多在一开始还摸不到门道的老师，在面对任何一个特殊学生时，都会显得游刃有余。

## 影响：让更多的孩子受益

通过送教上门和随班就读工作的开展，不仅让沂水县的残障孩子受益，让他们的家人看到了希望。更重要的是，对于沂水县的教育工作者的工作能力更是有了很大的提高。从不知道什么是全纳教育到能够认真熟练地教授每一位残障孩子。在这个过程中，老师们对于特殊教育也有了更加深刻的认识与理解。目前，在沂水县几乎每个适龄的残障孩子，都能够选择适合的教育方式。在看到了沂水县的情况后，周围的其他县市，也在慢慢地开始效仿，当地的教育部门和残联经常派人到沂水县取经。鉴于此，沂水县也计划将这样的模式主动推广到更多的地方，让更多有需要的孩子得到良好的教育，拥有一个光明的未来。

## 可持续的因素：百年大计，教育为本

目前，在很多省市，对于残疾人的教育，都是很大的问题。很多适龄的残障孩子，无法进入学校读书，其原因并非是教育资源的缺乏，主要是大家缺乏对残疾人士的了解，以及对教育根本的认知。而在这其中，教师专业知识的缺乏尤为重要。因此，沂水县采取先对老师进行培训，然后再进行送教上门。而且，为了效率最大化，他们还采取了网格化的送教工作。让每一位老师可以负责多个孩子，也可以多个老师负责一个孩子的做法，既确保了学生能够按时上课，也不耽误老师们的其他教学工作。

这样的工作方式不仅仅适用于沂水县，对于任何一个残疾人的教育还处于随班就混加无学可上的地方，都可以采用这样的方式，去服务于更多有需要的残障孩子，而非是用一句条件不足将他们拒之门外，耽误最宝贵的时光。

## 专家点评

残障儿童受教育困难的问题是普遍存在的，有条件的一些残障儿童去了特殊学校，更多的残障儿童则只能被排除在学校教育之外。理由包括其他家长不愿意自己的孩子跟残障孩子读书，学校认为残障孩子影响班级和学校的成绩，学校和家长担心残障孩子的安全，老师不愿意接受残障孩子，其他非残障学生对残障孩子的消极态度等。但归根结底是因为社会缺乏对残障的了解，缺乏对残疾人士的能力或潜能的认识。

基础教育必须具有包容性，并向所有人开放，使当地社区的残障儿童能享有平等的、优质的教育，这是社区康复的目标之一。在这方面，社区康复的主要任务是与基础教育系统密切合作，促进融合教育，同时保持家庭、社区和学校之间的联系，为残障儿童建立完善的支持系统。该案例展示了残联如何系统地通过促进政策改变、整合相关部门的资源等措施，促进当地残障儿童融合教育的可持续发展。

1. 对残障儿童融合教育面临的问题有充分的认识：县残联联合相关部门，通过调查摸底，数据信息的收集，准确掌握了残障儿童在教育方面存在的问题。县残联联合教育部门、卫计委对全县 7 至 14 岁的适龄残障儿童进行了摸底调查。根据他们的需求和能力，采取有针对性的措施，有能力的残障儿童纳入到主流学校，对重度的残障儿童开展了送教上门，这是一种以人为中心的工作模式。

2. 建立多部门合作：在县政府的协调下，由教育、残联、卫计委等相关部门合作，充分动员整合了各相关方资源，让残障儿童得到综合的服务和支持，包括：医疗服务、康复服务、教育、社会参与等，这对孩子的全面发展极其重要。特别是教育、康复与社区的密切配合，更是实现残障儿童全人发展的重要途径。

3. 工作的系统性：在工作中，沂水县残联通过与所有利益相关方紧密合作，通过以下措施，实现了融合教育的可持续发展（1）政策；（2）管理体系的改变；（3）工作机制的建立；（4）资源的投入。

4. 注重送教上门质量：很多残联都开展了送教上门，但常常缺乏规范管理和对质量的监控，有非常强的随意性。沂水县的送教上门一系列的做法对规范和持续发展有质量的送教上门有重要意义（1）网格化管理将送教上门和随班就读的孩子纳入了辖区学校的职责；（2）实现工作常态化，保持每周至少一次，每次不少于两课时的上门教学；（3）在教学内容方面，针对残障儿童的实际需求，把教育、康复与日常生活技能训练相结合；（4）师资能力建设；（5）建立了送教上门质量的考核机制。

5. 对于无障碍环境改造：在财政的资金支持下在几所特教学校进行了无障碍改造，创造了良好的学习和生活环境。也经常组织普校的孩子和特教学校的孩子共同开展活动，互相了解，互相接纳。

沂水县通过推广融合教育，大幅度提高了残障儿童的入学率，同时也提高了融合教育的质量。他们成功的经验，值得学习和借鉴。如案例中所提到的，"这样的工作方式不仅仅适用于沂水县，对于任何一个残疾人的教育还处于随班就混加无学可上的地方，都可以采用这样的方式，服务于更多有需要的残障孩子，而非是用一句条件不足将他们拒之门外，耽误最宝贵的时光。"

# 第三节 残障新观念的宣传与倡导

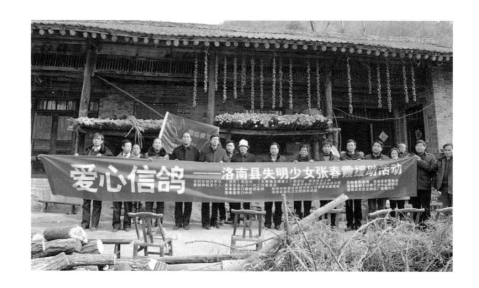

## 背景：残 = 废，对残障的错误观念

在贫困的农村地区，由于受环境等社会因素影响，加之残疾人身体障碍、接受教育的机会少、文化程度普遍偏低、信息闭塞、心理因素等，致使农村残疾人在生活中面临就业难、缺乏教育、生活圈子小、健康意识差、因病因残导致贫困等困难，从而在广大群众中形成因残障而带来的歧视、偏见、误解等旧观念。在他们看来，残疾人什么都不能干，只能依靠家庭养着的累赘。因此，在关心帮助残疾人方面，没有形成全社会扶残助残的良好环境和浓厚的舆论氛围。致使绝大多数残疾人以自身的残障为耻，被隔离和边缘化。

## 实践描述：不是不人道，只是不知道

2012 年至 2015 年洛南县在实施中国残联／嘉道理慈善基金会社区康复项目过程中，县残联联合县文明办、团县委、县妇联等单位，在农村通过多种形式、多种渠道大力宣传残障新观念，让公众进一步了解残障的发生及康复等相关内容，引导人们改变残障旧观念，消除残障歧视，关心帮助残疾人，从而广泛形成了全社会扶残助残的良好环境和浓厚的舆论氛围。

第一、项目制作和印刷了各类与残障相关的宣传品，例如：展板、年画、纸杯、扇子、便民服务卡等。利用这些宣传品在各个村镇、社区开展宣传。让大家对于残障有一个初步、正确的认识，不再充满陌生或者错误的认识。

第二、项目在全县范围开展了三次"温馨家庭、自强模范、康复之星"评选活动，并进行表彰奖励。以此来鼓励残疾人及其家庭，也拉进了他们与公众的距离，让更多人了解他们积极的一面。

第三、组织有特长的残疾人参加省市县文艺演出，组织残疾人巡回演出队宣传，增强残疾人的自信心，体现他们的价值所在。

第四、联合报社、电视台等新闻媒体，采访报道残疾人自强自立、康复、教育等方面的事迹。让大家正视残疾人自身的能力，消除一些固有思想，诸如：残疾人什么都干不了之类的想法。

第五、开发洛南社区康复微信公众号进行宣传，从而让公众更加持续、深入地了解残疾人的生存和生活状况。

第六、收集整理编写反映嘉道理项目三年的成果及残疾人事业发展的资料，编写出版了《放飞梦想》一书，用一个个鲜活的案例为残疾人正名。

第七、组织残疾人康复、生计小组开展活动宣传。

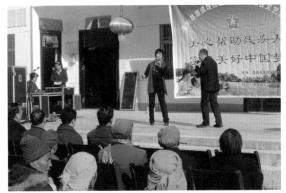

## 变化：我们也是社会的一员

这些活动使广大残疾人的自

信心大大提升，自身能力也有了显著的提高。他们在家庭里的精神面貌有了很大变化，开始积极参加培训，主动做家务，有能力比较强的开上了养殖场。

他们的家属和亲友在看到这些变化时，思想上也发生了较大的转变，他们不再认为残疾人就是需要被人照顾的累赘，他们通过学习、通过努力，同样可以成为对社会有用的人。因此，很多残疾人家庭不再把他们和别人区分对待。对于家里的事情，也会和他们一起商量，一起决定。

而作为残疾人工作者，以前他们觉得自己就是帮助这些残疾人的，他们什么都不能干，自己只要帮助他们办理各种社会保障、社会福利，让他们满意了，自己的工作就是做好了。然而，通过嘉道理三年的项目，他们看到了绝大多数残疾人的变化。看到他们从一开始的闭门家中坐的无所事事，到通过学习成为致富能手；看到周围的环境认为残疾人一无是处，到渐渐觉得他们也是我们身边的一员。他们觉得自己的工作应该是更多地帮助残疾人自立，教育周围的人改变观念，让他们和健全人一样拥有属于自己的生活。

而对于公众来说，当他们从电视上、报纸上，甚至是身边，看到那些残疾人各种各样的故事，看到他们的家属对于他们态度的转变，看到残疾人的表演时，觉得似乎残疾人并不是自己所想的那样，是跟自己完全不同的群体，是不能接近的一群人。其实他们跟自己没什么区别，唯一的区别就是他们身体的某一个部位或器官有缺损、或者功能有障碍而已。不仅如此，对于一些优秀残疾人的事迹，当地的一些学校、企业还经常当正面教材，把这些残疾人当作传递正能量的励志榜样用以鼓励学生和员工。

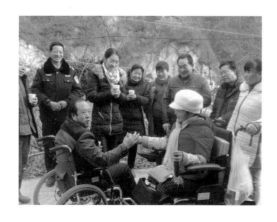
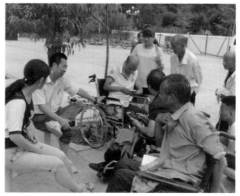

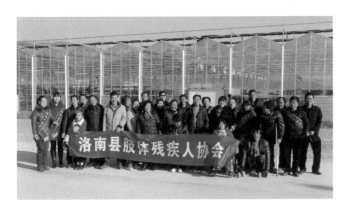

### 影响

通过三年的宣传活动，不仅扭转了残疾人在公众心目中的形象，而且让广大的残疾人群体对生活有了新的期待与希望。很多残疾人都纷纷走出家门，参与到各种社会活动当中。在宣传活动中成立的一些残疾人艺术团，经常自发地组织起来排练节目，并到县里各个村镇去演出。每到一处，都会受到公众的热烈欢迎。这样的形式，不仅让每一位残疾人更加的有信心，而且通过表演，他们和很多群众都建立了良好的互动。他们不再觉得自己是被孤立的，没人理，而是和每个人一样，都是社会中普通的一员。

## 可持续发展的因素

对于残疾人进行正面宣传，从而让大家对残疾人有一个相对客观和正面的了解。但是，单纯的宣传不能让大家对残疾人群有更加深入的理解，因为过往很多项目过于空洞，或者停留于口号，缺乏足够真实的细节与信息。在该项目当中，康复人员在进行思想引导的同时，还对残疾人进行了技能培训，让他们能够掌握一技之长，从而自立。然后，再通过残疾人自主生活的案例，让公众对他们有更进一步的了解。在肯定了他们的能力后，才能够做到真正的接纳。

## 专家点评

残疾人工作中，离不开宣传倡导，但是什么样的宣传方式、什么内容的宣传主题才能更有效地展示残疾人积极乐观向上的一面，能让大众树立正确的残障观，知道如何扶残助残，也是值得探讨和深思的。

本案例中提到一句话"不是不人道，只是不知道"。很多时候，我们批评某些人的不作为，社会的冷漠，却没想过我们这些残疾人工作者、宣传媒体应该如何教给他们正确的打开方式。在这个案例中，成功的地方在于抓住了 ICF 的核心，即人和环境的相互作用和影响。这里的人，有残疾人、家属和残疾人工作者，也有普通大众、相关人员和政府官员。

首先作为宣传的主体，残疾人需要展示积极向上的一面，给予机会，帮助他们自强自立；残疾人工作者需要调整心态，更新理念，重新以优势视角看待残疾人，思考帮扶的方式，找准自己可以发力的地方，引导相关人员从积极的方面看待残疾人；政府官员、相关部门人员需要从残疾人的变化中了解残疾人的能力，从而可以整合更多资源、建立长效的机制帮扶残疾人；普通大众需要从残疾人的事迹中正确认识残疾人，从而接纳、理解和帮助残疾人。这些人是构成整个环境中的要素，每个人的改变带来整个氛围的改变。因为意识到这些关键环节，本案例会在宣传倡导中积极开动脑筋，利用各种形式达到宣传倡导的效果。

同时，本案例中，意识到以前口号式的宣传方式过于空洞，有了实际的案例，整个宣传更加的有血有肉，容易触动人心。此外，宣传中还有一些具体的帮扶办法，如偏瘫的社区康复故事：有预防、有简单实用的小技巧，有积极乐观的心态倡导。这些更贴合大众的需求，也更能达到宣传、教育的效果。

这个案例的最大亮点就在于，将意识宣传作为整体策略纳入社区康复工作，体现了联合国《残疾人权利公约》第八条款的工作原则。很多农村社区康复工作，将医疗康复作为重点，而忽视社区宣传和社区教育，推动社会模式的社区康复策略，是一定不能忽视社区宣传和社区动员的。本案例的成功之处在于，他们宣传工作是系统性的、多方位的，而非每年只在某个重要节日做一次活动。只有将意识提升作为一项长期系统性的工作才会发挥作用，去改变社区中人的意识、态度再到行动的改变。好的意识提升要明确宣传对象，选择适合的宣传策略，并且能够最大限度的带动社区参与。本案例通过多样性的活动带动了残疾人士及社区的参与，充分用了各种宣传手段以及媒体资源，因此才会产生效果，值得其他地区学习和效仿。建议未来的宣传中，以本土可以接受的方式更多植入残疾人权利的宣传，而不是单纯的形象宣传，比如关于《残疾人权利公约》的介绍等。

# 第四节 健康教育

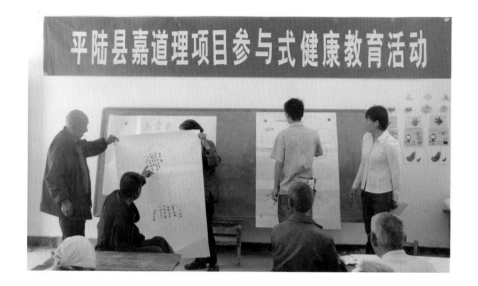

## 背景描述：小习惯，大问题

2013 年 5 月在执行嘉道理慈善基金会社区康复合作项目的过程中，山西省平陆县残联对残疾人进行基层调查时发现：许多人因为不注意个人卫生，喝生水，吸烟、酗酒、饮食不合理、有病不及时就诊等原因致残，此后也不注意康复训练，由轻度残障演变成重度残障。县卫生部门也曾经多次邀请专家为村民进行相关知识的讲座，但是收效甚微。

健康教育适用于任何一个人，目前，社会上关于健康教育的内容也很多，例如，我们经常在电视上看到养生大讲堂之类的节目，还有所谓的一些专家经常在某个现场进行讲解。然而，单纯的讲述、过多的专业

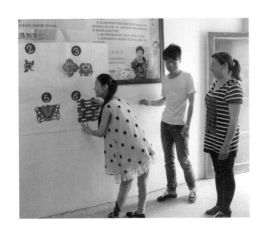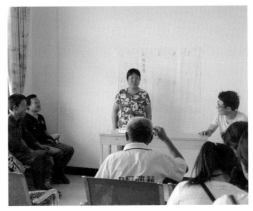

术语，让大家很难接受并采纳。

## 实践描述：参与式，让每个人成为主角

为了让活动真正帮助到每个人，残联摒弃了传统的讲述式，而是采取了参与式的方式。将参加活动的人分成几个小组，然后，告诉大家本次讨论的主题。

例如：这一次选择了高血压。大家就可以针对这个话题进行讨论，什么是高血压，都有哪些症状，什么原因可以导致高血压，高血压应该在饮食上注意些什么。如果不注意，会有怎样的结果等。而讨论的方式，可以是小组发言，也可以用画图的形式或是别的方式。最终，大家把讨论的内容写在纸上。然后再进行分组发言。别的小组可以进行补充。最终形成鱼骨刺图（一种专业的呈现方式）。在最后，由专家进行总结，并且补充或者不动声色地告诉大家一些正确的预防和保健知识。

在这个过程中，以鼓励和肯定大家的参与为主，让大家意识到，这些内容是由自己产出的，我们平时做起来其实并不难，也应该积极主动去做。

## 变化：被动变主动，风貌大不同

以前，平陆县也经常会派人到各个村镇进行健康方面的知识讲座，但是单纯的讲解并没有提起大家的兴趣，也没有几个人去听。所以，效果也就可想而知。而参与式的活动，很好地调动起了每一位参加者的积极性。活动所产生的结果完全是由大家所贡献的。因此，被采纳的概率也大大提升。在参加完活动之后，很多人都在日常生活中开始注重饮食的健康和自我保养。

## 影响

通过到各个村镇开展活动，不仅为广大村民提供了切实可行的健康护理方案，还在一定程度上降低了残障在各个阶段可能给人们带来的影响。而且，县残联对该村的残疾人生活状况也有了一些了解。根据实际情况，开始在一些地方组织残疾人士成立诸如养殖等方面的生计小组，并帮助他们共同发展。在每个小组进入正轨后，还会定期进行支持和评估。例如，当地的养羊小组和养猪小组，都已经成为了当地的致富典范。他们还通过这样的活动，发现了一些容易被人忽略的现象。例如，张村镇东坡村拥有 20 多名精神障碍者，这些人在村里根本不被人接纳，每个人都封闭在自己的世界里。发病率高，容易给别人造成伤害。通过健康教育活动了解了这一情况后。残联工作人员联合嘉道理项目共同为该村开展康复活动。协助成立了精神病自我防治管理小组，极大地改善了这些精神障碍者的生存状态（详细情况参考精神病自我防治小组案例）。

## 可持续发展的因素

健康教育是一个预防残障带来影响的良好实践项目。它适用于任何人和任何地方，具有极强的可复制性。参与式的形式让人不再是被动的信息接受者，而成为了生产者、参与者、决策者和实践者。这让每一次活动都可以取得良好的效果。尤其是健康教育在成人阶段，十分重要，而能够考虑到成人学习的习惯和方式，给本项目的后续发展和推广带来了极大的裨益。

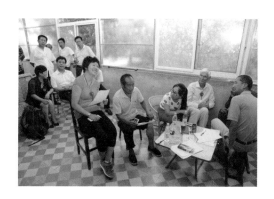
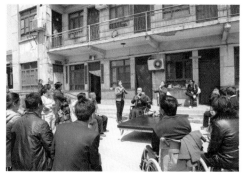

## 专家点评

健康促进是社区康复的重要内容之一，也是《社区康复的中国实践》的重要领域。残疾人的健康教育与生计、就业、社会融合、权益保障等密切相关，做好这项工作具有重要意义。案例中平陆县残联从健康教育的服务对象特点和需求出发，充分利用参与式培训方式，使培训的输出方与接受方能够产生良好互动，保证了培训的效果。另外，通过健康教育，探索社区康复其他活动的开展，以点带面、由易到难，使各项活动能够平行推进、共同发展。

参与式是近代发展学中的基本概念，指被支持的对象按照自身的需求介入发展的行动过程和决策过程。参与式培训是成人培训的主要方法和形式，其特点是以学习者面临的问题和需求为导向，以学习者为中心，将学员的知识和经验作为培训的重要资源，培训者角色转变，从教师转变成培训的组织者、管理者和辅导员。平陆县残联开展健康教育的对象是农村残疾人士，以残疾人士为中心，以农村社区和残疾人士及家庭面临的生产和生活问题为导向，以他们的需求为切入点，采用参与式培训方法，赋权给他们，使他们成为参与者，决策者和培训成果的拥有者（Ownership）和受益者（Target Group）。因此，取得了很好的培训效果，产生出良好的社会影响，为我国残疾人健康教育和知识、技能培训提供了方法和途径。

而这种参与式的工作方法也在国内其他地区的农村居民健康教育收到了很好的效果，主要是因为这种工作方法符合农村残疾人的特点，操作模式较便捷，便于推广。该案例具有示范性，值得在全国推广应用。

# 第五节 残障文艺俱乐部

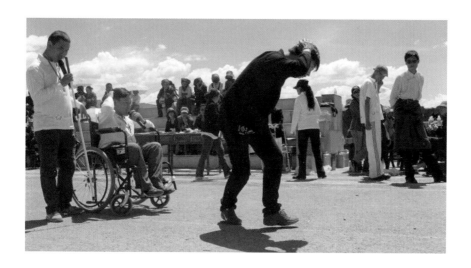

## 背景：需求怎么说出口

一般情况下，较为重度的听力障碍者和言语障碍者在表达他们的需要和提升对他们的处境的关注度方面，因为社会的不了解，以及沟通方式的差异，面临比较大的交流障碍。大多数时间，他们的意见无法传达到社区居民和决策者耳中。

通过加入西藏聋哑协会，听力、言语双重障碍者和较重度的听力障碍者可以找到表达他们所关注的问题的渠道，也能通过群体交流，采取行动克服困难的方式。但如何能够更好地让更多听障者与公众进行交流，促进彼此的了解，仍然是一个摆在聋哑协会成员面前的难题。

## 实践描述：我来比划你不用猜

西藏聋哑协会成立于 2005 年，其主要使命是发展和促进藏族手语，提高公众对残疾人权利的认知，影响残疾人领域的决策者。为了提升残疾人权利方面的认知行动，该协会于 2010 年启动了"Tibet Able Disabled Art & Drama Club"（西藏残障文艺俱乐部）。

当时，西藏主流社会对手语的了解非常有限。作为听力、言语双重障碍者及严重听力障碍者来说，他们很难与社会有效沟通，并表达自我。协会成员经过讨论，发现社区舞台剧在西藏自治区非常流行，所以决定用舞台剧结合身体语言、藏族手语和幽默的方式，让听力障碍者通过演出，让社会了解他们，接纳他们。这种用喜剧来表达听力障碍者需求与想法的方式被证明是非常有效的。它将残疾人的生活戏剧化，以便更容易被人们关注与接受，并能够适宜地提出一些敏感话题，如歧视、以强凌弱和缺少工作机会等。

接下来，所有新的节目都是在参与式的过程中被创作，并且每年都会由协会的成员来准备。 在公共演出之前，每个周日都会组织一次排练。俱乐部成员还可以根据不同的公共场合改变他们的信息和演出风格。

目前，平均每场节目每年演出 10 次。社区工作者还会广泛组织关注小组讨论，以评估听众理解传达出的关键信息的程度。一位知名的藏族演员一直为 Tibet Able Disabled Art & Drama Club （西藏残障文艺俱乐部）成员的演出提供教学支持，对提高他们的表演具有非常显著的影响。

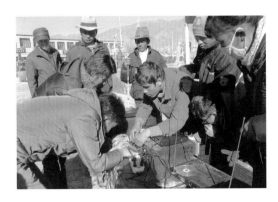
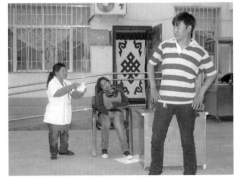

## 变化

起初，只有很少一部分听力障碍者加入到表演中，因为他们非常迟疑，没有信心，觉得别人肯定不会搭理他们。所以，协会先找到了一些积极分子带头排练、表演，并邀请其他听障人士，在有表演的时候也一起来参加。看到其他人的反应，他们渐渐打消了顾虑。后来，随着取得的成功越来越多，更多的人加入了剧团中，并且关注的议题越来越广泛，不再局限于听障者面临的问题。

看着 Tibet Able Disabled Drama Club（西藏残障文艺俱乐部）取得的这些成功和带来的正面影响，拉萨特殊学校开始为有听力障碍的学生开设舞台剧和表演课程。

## 影响

今天，Tibet Able Disabled Art & Drama Club（西藏残障文艺俱乐部）的成员包括各种残障者和非残障者。15 个演员组成的团队根据他们各自的身体所能进行表演。在一年中，西藏残疾人协会在一个参与式的过程中，开展了两场节目。这些表演表达出了当前残疾人关心的问题，反映了协会成员在促进残疾人权利方面所面临的现实问题。例如，目前的表演关注于残疾人士在医院中遇到的各种不便。演出经常会针对目前正在提供和可能为社区和各级辖区残疾人提供的服务提供一些重要信息。Tibet Able Disabled Drama Club（西藏残障文艺俱乐部）在社区活动时（丰收节）、国庆节和残疾人相关的活动中都会演出。

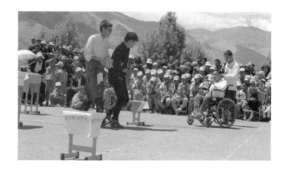

在认知活动举办后针对互助小组做了后期评估，评估显示 Tibet Able Disabled Art & Drama Club（西藏残障文艺俱乐部）的表演是改变西藏自治区社会对残疾人态度的最有效的活动。同时，对社区与公众掌握藏族手语也

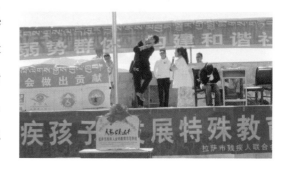

作出了突出的贡献。

## 可持续的因素

本实践对培养残疾人的自信心作出了重要贡献。通过 Tibet Able Disabled Art & Drama Club（西藏残障文艺俱乐部），残疾人家庭远离了宿命者论。这些家庭认识到，通过很多行动都可以改善残疾人的生活。

可能西藏的戏剧节目换个地方，别人不一定爱看、爱参与，但这种结合当地主流流行社区活动来倡导社会改变，并发动残障社群的方式却可以借鉴，并且可以在不同的地方形成各自的特色与风格。

## 专家点评

在社会当中有听力障碍和语言障碍的人是最不明显的，他们身体没有什么与其他人不一样，只有开始沟通的时候才能发现他们的障碍。社会对手语的认识和了解很少或无知，聋哑人之间用手语沟通的时候其他人会很惊讶，可能还会奇怪地盯着他们看。而由于缺少沟通的渠道，使得聋哑人也认为社会歧视他们等。社会听不到、听不懂聋哑人的需求和问题，导致聋哑人很难享受社会公共服务，特别医疗服务。他们生病的时候无法跟医生和护士表达自己的问题，医生戴口罩无法读唇术，有的小的时候没有上学的条件，也不认字。这种沟通上的障碍存在于他们生活的方方面面。

西藏聋协会通过努力和带领，使用参与式的方法与聋哑成员一起讨论他们的最常见的问题和解决的措施，结合当地的习俗，确定了采取戏剧的形式来让社会了解他们的需求和权利的工作方式。他们结合当地节日和国家节日来表演，这是很好的社区融合发展的方法。他们利用现有的当地资源，结合村和学校的活动，根据场合不同改变他们的信息和演出风格，有针对性地开展戏剧宣传。发展到后来，戏剧内容不仅限于聋哑人士面临的困难，也包括其他残障类型的问题。这一做法很好地改变了社会对残疾人士的看法，加深了对残疾人士的能力的了解，也提高了残疾人士的自信心。

本案例的成功得益于在实际操作过程中简单务实的做法：

协会成员一起讨论戏剧的内容和表演方法，这是一个自下而上的工作方法和赋能的过程。

召集几个积极的有表演能力的成员，邀请了有表演经验或专业人员进行来技术指导，每个周日都会组织一次排练，跟村委会、学校和自助组的合作这些都值得推广。

积极地引入了专业藏族演员做指导，与社区其他资源连接，找到契合的演出机会，在有意识地开展评估反馈方面做得也很棒。

艺术本身可以是一种康复治疗的方式，比如绘画、音乐、舞蹈、表演、写作、手工等已被广泛地应用在康复治疗领域，在国内也有了一些尝试，但它的功效不仅仅限于治疗。在本案例中，文艺俱乐部通过排演节目，不仅提高了参加者的信心，给观众带来了欢笑和思考，更在消除社会对于残疾人的歧视和偏见上起到积极的作用。这与组织者的良苦用心与精巧编排是密不可分的。文艺倡导能够以柔克刚，水滴石穿，春融万物。

艺术也是人类共通的语言，它能飞越高山、渡过海洋、超越民族，触及人心深处。案例中的文艺俱乐部巧妙地借助手语、哑剧的艺术形式，发挥听障和语言障碍人士的特长，与舞台艺术相结合，借助民族节日和社区活动的平台，向公众展示他们的才华，并向观众、向相关部门发声，表达自己的需求，并有力地降低社会歧视。一举多得，让人不禁击掌叫好！各地都有群众喜闻乐见的、残疾人也乐在其中的文艺形式，需要大家深度挖掘，精心组织，以文艺赢尊严，以文艺消歧视。

建议在此基础上，可以考虑营业性演出收入，支持俱乐部的持续发展。

# 第四章 项目管理

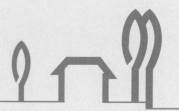

## 第一节 引言

 社区康复的项目实施是提供服务、总结经验、探索模式的重要途径。不同的社区康复项目依其周期、目标、措施以及可利用的资源不同而有所不同。无论国际合作项目还是国内社区康复项目，加强项目科学化、规范化的管理意义重大。本节从不同角度介绍了社区康复项目管理的经验，值得借鉴。

## 第二节 社区康复 KAP 调研验证社区环境的变化

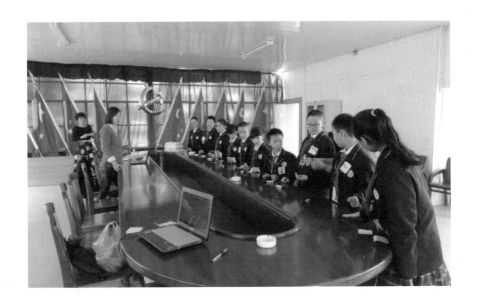

### 背景描述：要救济还是要发展

中国 75% 的残疾人士生活在农村地区，而且其中近 2000 万属于贫困人口。农村地区残疾人士的生计与发展，是一个亟待解决的问题。过往的诸多项目，虽然关注于农村残疾人的贫困与康复，但普遍是为其提供物质帮助，缺乏社区融合发展的视角。

残疾人面临的不仅仅是衣食住行等基本生活上的各种障碍，这些看得见的障碍也许容易消除，但对残疾人的一些偏见和歧视等看不见的障碍却在无形中影响着他们生活的方方面面。看得见的障碍我们可以测量，开展有据可查的康复干预、无障碍建设、生计扶持等；但是对于社会环境的改变，我们常常缺乏有效的数据支撑。KAP（知识、态度和做法）调研作为开展关于残障的社会环境变化监测的工具，已经在国际上很多国家证明了其有效性。国际助残在 2011 年将这种方法应用到和中国残联合作开展的社区康复项目中，并分别在 2011 年和 2013 年同一地区（云南省的师宗县和澄江县）开展了 KAP 调研，通过两次调查结果的对比来监测当地对于残障的认识、态度和做法的变化情况。

## 实践描述：残疾人和社区是一个整体

　　基于过往的项目经验和社区康复的理念，此次项目的开展，并没有单纯从残疾人士的需求出发。项目组认为，需要了解在当地农村残疾人面临的障碍是如何体现的，尤其是要区别于以往的调查，要从整个社区的认知入手，从而能够相应地采取适当的措施和活动来具体解决这些问题，也能有效地了解项目的效果，进行合理的调整，以及未来项目经验的总结与推广。 2011 年，国际助残在云南省澄江县和师宗县组织开展 KAP 的基线调查，此次调查主要是为了了解澄江县和师宗县人民对于残障的认知、态度以及实践做法，从而指导国际助残在云南的工作开展，以便提高残疾人的社会参与。

　　KAP 调研使用问卷调查和小组访谈，以及实地观察三种方法全面评估当地社区对残障的知识、态度和做法，范围涵盖残疾人及其家属、社区居民、学生、残疾人专职委员等。研究发现，在大部分人的意识里面，残疾人就是指聋子、瘸子、傻子、瞎子等，很少有人能从障碍

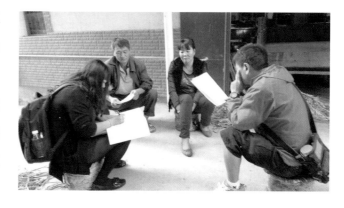

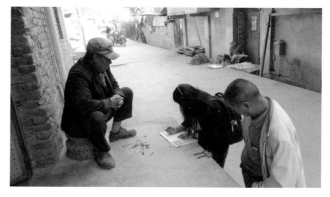

角度对残障的概念进行理解。同时，人们对于残障认知的来源渠道比较狭窄、单一。且绝大多数人对残疾人有称呼上的攻击，普遍不愿意与残疾人结婚，认为残疾人需要依靠政府与亲友的扶持来维持生计。不过在应对残障的方法上，大部分人都支持用现代医疗和康复的方式去治疗，而非用土方、偏方等。

根据调查所反映的需求和问题，国际助残有针对性地在两县实施了一系列活动，包括社区宣传、残疾人动员、残疾人工作者培训以及服务改善，让社区更加包容残疾人的发展需求。通过在基层建立村残协、互助小组和提升基层残疾人工作者的能力建设，从而促进残疾人平等地享受健康、教育、医疗、就业以及社会参与等机会和服务，最终得以融入社区生活。

2013年9月，在项目实施三年之后，再次在两地进行残疾人及其利益相关者群体的调查，对该项目进行评估。这次KAP对比调研主要想要了解：

1. 项目实施前后，人们对于残障问题以及残疾人需求方面的理解度的变化情况。

2. 项目实施前后，人们对于残疾人普遍的看法、认知以及态度的变化情况。

3. 项目实施前后，阻碍残疾人参与家庭以及社会活动的常见因素的变化情况。

4. 结合项目实施情况，了解采用什么样的方式可以提高对残疾人的理解、态度以及实践工作，以便于进一步推进残疾人社会融合项目。

在2011年，随机抽取了澄江县和师宗县20个试点村的420个样本开展问卷调查，2013年使用同样的方法随机抽取210个样本开展问卷调查，以问卷调查的结果为主，综合分析了社区康复项目对当地社区环境的影响。

## 变化：用数据说话

通过对比调研发现：

相较于2011年，社区有了更多的渠道去了解残障相关的知识。当地居民对残障的理解从原来带有歧视色彩和肤浅的理解演变到更加理性的、全面的认识。例如认为残障就是病秧子、瘸子、傻子、瞎子的比例从之前37.7%下降为16.7%，认为残障指的是身心不全或有缺陷的人从大约35.5%上升至57.62%。社区对残疾人更加包容，非残疾人更愿意帮助残疾人。残疾人社区参与的程度更高了，也更有自信了。

意识到自己是残疾人仍然很积极生活的人数比例由项目前的 14.8% 上升到 31%，残疾人的自信心和乐观程度得到提高；对残疾人的称谓得到明显改善。残疾人的社会参与和经济活动也得到了提升，95% 的人认为残疾人会参与社区活动，其中 47% 的受访者表示残疾人会参与村庄的文化活动和村残协举办的活动；38% 的受访者表示残疾人会参与村庄选举及规则制定活动。

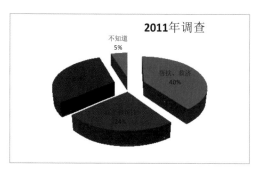
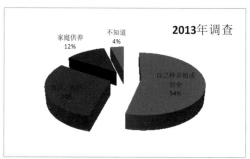

### 影响

KAP 调研的结果是有据可依的，可以通过数据显示社区环境的变化，从而展示社区康复对社区环境的影响。调研结果可以为将来进一步倡导行动提供数据支持，将之分享给更多社区康复领域工作人员，具备参考与复制价值。

## 可持续的因素

如何将残疾人与社区的动态变化纳入到可测量的范畴，并且进行有效的监测与评估，以评量项目的效果，并对项目的设计与发展进行指导，这种基线调查和对比调查的方式，给了我们一个参考。其将态度与知识进行量化的方式也有很高的借鉴价值。

## 专家点评

知识、态度和做法（KAP）研究是依据认知理论和动机理论有关行为改变的理论进行调查研究和评估的方法。"知识"指知识和学习，"态度"是正确的信念和积极的态度，"行为"指的是行动。国际助残与云南省残联合作在云南省师宗县和澄江县应用 KAP 评估方法，于 2011 年对两县 20 个试点村的 420 个样本开展问卷调查，

2013 年使用同样的方法随机抽取 210 个样本开展问卷调查，并将问卷调查的统计分析结果作为社区康复项目的规划设计的基线，监测管理的指标，项目作用和影响评估的定量分析与定性分析依据，实现了残疾人社区康复项目的动态管理，使残疾人社区康复项目管理更加科学和精准，进入到量化管理阶段。该方法在云南的成功实践为中国残疾人社区康复提供了方法和模式，值得推广应用。

社区康复项目的目的是促进社区更加包容残疾人士，并在社区发展中更有效地纳入残障群体的需求，实现他们的参与。但是，可惜的是，国内大部分残疾人社区康复项目的基线调查往往只局限于调查残疾人缺少什么，需要什么。基于这样视角的调查是难以实现项目管理的方式转变的，因为项目的关注点仍然只是在残障群体，而非整个社区。因此 KAP 调研，是基于社区去了解社区是如何看待、接纳残疾人的，有什么支持项目，存在那些人文的、社会的障碍，从而组织残疾人士的参与和融入，这样的调研必然会引导更实效的项目行动，这是这个项目的亮点，值得社区康复项目管理人员借鉴。基于此，可以更好地进行意识提升和社区动员，这也符合联合国《残疾人权利公约》第八条款 - 提升意识的要求。KAP 调研的方法，如果非常科学地执行，需要一定的时间成本和人工成本，复制起来不是很容易。但是可以采用这个思路确定核心问题，通过焦点小组等方式收集大量信息，也可以对社区康复项目开展社区宣传和社区动员起到促进作用。

## 第三节 社区康复服务理念的国际合作与本土化实践——技术转移

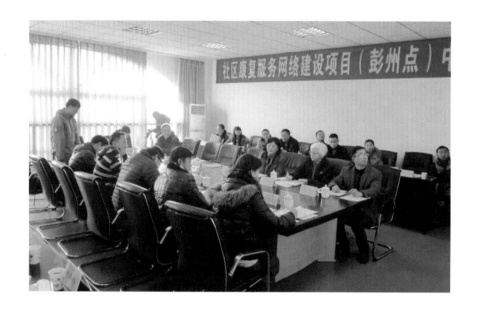

### 背景描述：走出去，请进来

2012 年以前，彭州市残联的工作模式一直沿用之前传统的政府工作模式，对于社区康复也没有清晰的认识。在一次偶然的机会，参与了由香港复康会举办的关于社区康复的研讨会后，对社区康复的课题产生了浓厚的兴趣。后联络并到香港复康会总部参观，对于社区康复的理念更加认同，认为在彭州也需要社区康复服务，可使更多的残疾人走出家门。为了引进香港复康会丰富的社区康复经验，彭州市残联主动联系香港复康会，并共同构建了"彭州社区康复网络能力建设项目"，成为香港复康会在内地第一个由政府出资购买的服务项目，也填补了彭州市残联之前关于社区康复服务的空白。

## 实践描述：从国际合作到本土实践

"彭州社区康复网络能力建设项目"以彭州市丽春镇作为服务试点，针对彭州市残联康复中心内员工进行培训，以专业强化病人充权、能力建设及模式／技术转移的理念，协助彭州市残联建立了一支具有社会康复理念及实务能力的专业社区康复团队，构建系统的管理制度及行政程序，并发展适合当地的社区康复工作模式，建立本土实践经验。

项目以"启动期、巩固期、交接期"为项目阶段，派驻专业社工驻点进行搭建及技术示范；同时提供香港复康会督导作深入指导，并适时辅以为康复治疗人员及社会工作人员的培训及境外学习交流，从不同层面推动以促进项目成效。

2012 年 2 月至 2013 年 3 月为项目的启动期，由香港复康会作为服务主导，残联匹配工作人员一起工作，在切入初期进行密集式的导向工作、社区康复及社会工作专业概念及技术入门培训，建立社会工作部雏形，并透过香港复康会驻派的社工进行直接服务作服务启动及实务示范。

经过一年的示范与部门建设后，项目进入巩固期。社工部最终成立，而当中两位被培育人员也成功考取初级社工证。随着工作人员实务能力提升，服务得到进一步拓展。在社工的支持下，彭州市丽春镇建立了多个残疾人支持小组，社工部及康复部建立跨专业个案管理机制，社区走访也逐渐成为常规服务。社工更多扮演指导、培训等角色，以促进项目培训人员能力建设。

2014 年项目全面进入交接期，培育社工团队，并加强治疗师技术培训，推动跨专业合作，并与多方合作伙伴整理及总结项目工作，务求将项目有关经验传承。项目于 2015 年 2 月正式结束，项目结束时，社工部已经能够独立运行，并坚持不懈地完善社区康复服务网络，继续为当地残疾人的福祉努力。

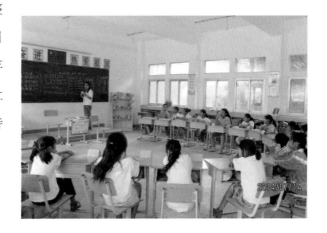

## 变化

此次引入社工模式并本土化的过程，有效地整合了残联各部资源，提升工作效率。对于一个有需求的残疾人士来说，首先要了解自己的需求，其次是了解需求之后，要找到对应的部门与机构获取信息与服务。在这个过程中，残疾人处于不利的地位，但残联的工作并没有以一个个的残疾

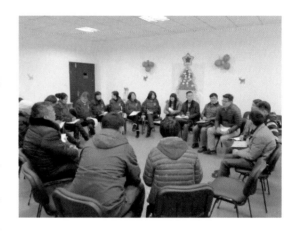

人个体为中心围绕展开，而只是关注在自身的部门工作之上。这样的工作效率不高，也不利于残疾人全面综合地接受服务并发展。

随着社工部的建立，残联可以将自身的各部门资源与服务整合起来，而在面对残疾人的需求时，也可以以个体为中心，根据其不同状态下的需求，匹配相应的服务，提供适合的信息。这打破了残联过往的工作模式，产生了巨大的改变。

同时，对相关合作机构（如社区、医院等）的工作理念形成了潜移默化的影响，也推动其转变服务模式，更多采用以人为本的服务态度。

"项目让我们看到了另一种可能，不仅是服务对象，包括我们工作人员自身，都需要学习，开拓眼界，不断地更新自己的工作技能。感觉通过项目之后自己又成长了。"彭州市残联康复中心社工部负责人如是说。

而某服务对象对康复的理解也有所不同，代表着大家已经从过往的医疗模式走向了真正的社区融合。以人为本——康复就是可以走出家门，与同龄人一同玩耍、上学。

## 影响

这次尝试成功以本土化角度引入基础康复社区康复网络，使得社会工作模式扎根于残联团队当中。不仅是一次从国际合作到本土落地的实践，也是残联体系工作模式的一次创新与探索。

## 可持续发展的因素

以往的残联一直坚持社会化的工作模式，但实际工作中，缺乏专业社会工作者，导致残联的工作常常是自上而下、任务式的，而残疾人也常常是服务的被动接受者。彭州残联引入社工工作机制和方法，是个重要的尝试，对其他残联的工作有宝贵的借鉴作用。

## 专家点评

这是一个有趣的案例，因为引发改变的动因是来自彭州当地的人们，实施过程也是掌握在彭州人的手上。当地残联并没有用外部的支持和专家，从最开始，通过施行"购买服务"，当地残联的工作人员希望这项服务能变成当地的一个项目。尽管外部的专家是一些来自四川的社工，但他们过去常常在省会城市工作并运用来自香港的理念去开展活动，这是相当重要的。因为外部输入来的原则和流程不仅仅是出于国际上对这个项目的所为，更是为了来自中国大城市的组织能够理解并放手准备和周围人去协调工作。这绝不仅仅意味着只做些我们认为是好的事情。

联合国《残疾人权利公约》中特别有一条是关于促进残障事务的国际合作的条款（第三十三条），其中有明确建议支持各国为实现《残疾人权利公约》宗旨而努力，与国际、区域组织及民间社会包括残疾人组织开展合作，其中措施之一是促进和支持能力建设，如交流和分享信息、经验、培训方案和最佳做法。尽管国家的财政支持力度不断加大，但是很多地方合作仍然寄希望获得更多资金支持，彭州残联能够"自掏腰包"，向国际民间组织购买服务，引进先进的工作理念、技术方法为当地培养自己的康复和社工专业人才实乃鲜有前瞻性探索，也是案例的精髓所在。整个合作过程有非常明确的目标导向和策略导向，并在后期顺利交接，当地可以独立运行。这样的投入为日后当地的残疾人社区康复和社区融合工作奠定了非常扎实的基础，特别值得各地效仿和推广这种合作模式。你情我愿，基于明确目标和有明确方案的合作才是最高效的、彼此双赢的合作！

需要注意的是案例中提出的建议，实践中的这些概念、方法和活动还有很多的挑战和争议。外来项目方与当地合作方都有不同的学习曲线，并在学习如何相互妥协和信任，建议可以评估一下哪些收到效果了，哪些还没有。

# 第四节 师资培训

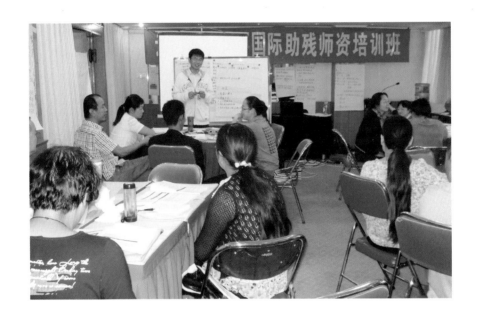

## 背景描述：没有调查就没有发言权

　　尽管中国残联和云南省残联都已开发了相关的社区康复工作人员的培训教材，但据基层展开工作的相关工作人员反映，这些培训过于理论化，有些停留在医疗模式上，只关注个体的康复，并没有从社区生活这个整体出发。实际上，在工作过程中，支持者缺少系统的支持和社区康复服务发展的相关培训工具，以及一线工作者有效开展社区康复培训的培训技能和培训工具，尤其是如何将理论框架与当地的现实背景结合起来使之落地的方法与经验。

## 实践描述：循序渐进与并行不悖

2014 年我们通过对云南的 27 名社区康复领域的培训师、管理人员及有经验的实践人员的调查发现，家庭康复服务、开展群体工作的技巧、心理支持是社区康复日常工作中最需要的部分。

基于此，在云南省残联的支持下我们从云南省筛选了 20～30 名有经验、有意愿的社区康复人员作为云南省本地师资，并制订了三年的师资培训计划。为了加强培训技能，使这些参与者能够成为当地的支持者，师资培训将培训技能的培训融入到培训主题中，按照个体康复－群组工作－社区工作这三个层次开展师资培训。

而落实到具体的培训内容，我们以这三个层次为指导，做了具体的落实和细分。2014 年，我们主要开展的是："全人工作理念"培训（注解：课程设置和准备，以人为本的社会服务理念，以家庭为基础的服务等；从社区康复的理念和培训支持他人两个角度循序渐进，并行不悖。

2014 年 11 月 17 日至 22 日，云南省残联项目办、国际 CBM 组织、国际助残三方在昆明市联合举办了第一期残疾人社区康复师资培训班。来自云南省 CBM 残疾人社区康复项目县、云南省国际助残项目县、西藏自治区国际助残项目县的 36 名社区康复管理人员和康复协调员参加了培训。

培训老师由"我们的家园"组织的杜乐梅（外籍）、心理咨询师孙丽佳和国际助残残疾人社区康复专家蔡迎红担任。培训的主要内容：残疾人家庭康复服务；个性化服务计划的制定；残疾人的社会融合和培训技巧等。

2015 年，我们的培训工作进一步深入，涉及群组工作，也涵盖了培训能力，开

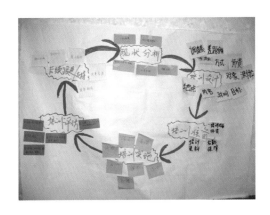
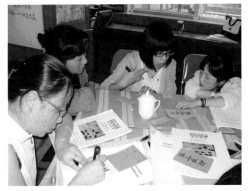

展了小组工作方法、资源动员以及倡导技能的培训。

2015 年 8 月 24 日至 29 日，云南省残联项目办和国际助残在昆明市联合举办了第二期社区康复师资培训班。来自云南省国际助残项目县、云南省 CBM 残疾人社区康复项目县、省康复中心的 24 名社区康复管理人员和康复协调员参加培训。这一次培训老师由云南爱真社区康复发展中心司占杰老师和广州利民精神健康社会工作资源中心梁树基老师担任。培训的主要内容：社区康复的概念；自助组／村残协；小组工作和社区动员与资源。

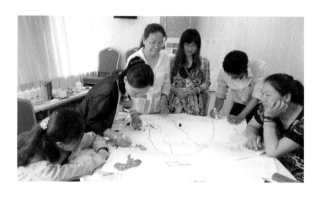

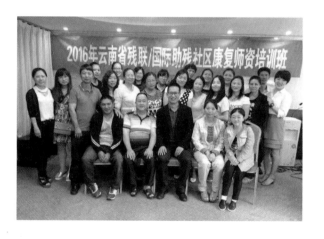

2016 年则与大背景结合起来，根据中国的社会工作发展，开展社工工作理念和方法、社区动员和心理支持等主题的培训。

为了加强培训效果，深化师资人员对培训内容的理解和应用，在每年师资培训结束后都会支持师资人员回到各自工作岗位上开展复制培训。

## 变化：创新在复制中诞生

经过两年的培训，部分参与者掌握了培训技巧、活动设计，并能很好地与社区康复的先进理念结合起来。他们回到当地后，开展了复制培训，如：自助小组培育培训、残疾人社区康复培训、村（社区）联络员社区康复能力提升培训、脑瘫儿童康复培训、残疾人家庭养殖培训、村社区残联干部康复理念培训、盲人定向行走培训、辅助器具的培训等。

在此基础上，还有一个变化是，他们能够根据当地的情况、具体的时令与环境，以社区康复理念为指导，自主设计并开展各类活动，促进社区康复理念的落实，让残疾人士更好地融入社区生活。这些活动还各从其类，有残疾人群体的小组交流活动和村残协组织的集体活动。每逢各大节日，他们还会举办庆祝活动，与当地居民融合在一起。

这其中还有社区残障妇女融合发展活动、残障意识宣传活动等交叉议题以及意识提升的活动。这些活动深刻地表明，当地的工作人员已经意识到理念层面的改变对社区康复工作的开展起到的重要作用。

除此之外，参与者自发建立了师资培训 QQ 群，作为平日的经验交流和难题探讨的渠道，使彼此的工作能够相互借鉴，相互促进。而作为当地工作的支持者与引导者，也有参与者建立了脑瘫儿童家长微信群（康复中心），使之成为一种新的工作方式和信息共享模式。

## 影响

从社区康复的理念来讲，我们最期望的事情就是从本社区迸发出自主生长的力量，而国际机构在这个过程中，扮演的一个重要角色就是引导者和支持者。本项目最大的影响就是为云南省残联培养了社区康复师资，这些人也都来自社区，平时也和社区在一起，他们成为整个项目推进的参与者和受益者。他们开展社区康复相关工作，形成适合当地发展的社会工作模式。

## 可持续的因素

外援项目离开后，给当地留下的不是一批仅懂技术的专业人士，而是掌握了培训技能和活动设计思路，并且拥有社区康复理念和技术的综合人才。他们的存在，将会不断地激发当地一批又一批人才的出现，使项目的成果持续发挥影响力。

## 专家点评

人才，是包括社区康复在内的一切事业发展中最重要、最关键的资源。本案例中的培训项目不但是培训人才，而且是培训那些要培训更多人才的人，非常有策略性。培训项目选人是关键，该培训所选人才大部分都是来自社区一线的工作人员，有丰富的实践经验，有强烈的提升能力的愿望，更有为社区康复贡献力量的热心，从全省已经有的各个项目中层层选拔出米，非常难得。该项目也设计、实施了严格的督导机制，确保了培训后的学员能够及时地在当地开展培训，应用所学，并在做中学、教中学，教学相长。

社区康复工作需要有理念、懂技术、有知识、会传授的工作人员，面对残疾人的不同需求，亟需有效的培训。"培训培训者"即师资培训，是社区康复工作的一项重要工作。国际助残开展的师资培训是从实际出发，从需求出发，个性化地、互动性地设计、确定培训内容和培训形式，非常"接地气"。社区康复实务培训最重要的不是培训师想要教什么、怎么教，而是学员想要学什么、怎么学，要把专业的严谨性与实际的灵活性结合起来。该项目在启动前做了系统、细致的需求调查，在培训过程中不断获取反馈意见，适时做出调整。另外，该项目也特别重视发掘本土化，本地的培训师资源，既降低培训成本也减少了一些理论到实践的转化的环节。

从具体操作层面上来看，其成功的要素在于：

1. 培训人员的层层筛选：培训项目选人是关键，该培训所选人才大部分都是来自社区一线的工作人员，有丰富的实践经验，有强烈的提升能力的愿望，更有为社区康复贡献力量的热心，从全省已经有的各个项目中层层选拔出来，非常难得。该项目也设计、实施了严格的督导机制，确保了培训后的学员能够及时地在当地开展培训，应用所学，并在做中学、教中学，教学相长。

2. "没有调查就没有发言权"：培训不盲目，不流于形式，先调查当地的培训需求，了解到"家庭康复服务、开展群体工作的技巧、心理支持是在社区康复日常工作中最需要的部分"，再制定培训方案，有的放矢。

3. 分层次培训：根据调查结果，针对不同需求和工作人群，制定了"个体康复 - 群组工作 - 社区工作这三个层次开展师资培训"，使培训更有效果。

4. 培训注重培训能力的培训：以往的培训往往是灌输、填鸭式的培训，而换个思路将培训对象作为师资培训时，培训的过程也活跃起来。因为学员的角色定位在转变，学员的参与更加深入，学员的目标更加明确，从而学员的学习积极性也极大提高。

5. 复制式的培训巩固所学知识，迅速学以致用：在复制培训中，师资培训中的学员成为了老师，备课就是一次重新整理所学内容的过程，而教学又让学员锻炼了能力，因此师资培训不仅仅是知识的获得，更是能力的极大提升。

本案例的师资培训介绍整个流程清晰明确，效果显而易见，可以作为培训实践的良好模式复制推广到其他培训工作中。师资培训需要注意，一是每次培训要控制好培训的合适人数，确保每个学员都能在知识技能方面有所得；二是教与练相结合，即不仅是单方面的知识灌输，还可以在培训中让学员就某个内容变身为培训者，现场给予点评和指正，这有助于日后他们更顺利承担真正的教学工作。

如果要在其他地方推广该案例的模式，需注意该项目是由国际机构发起，省级残联大力支持，其他机构、组织协同努力的培训计划，有很多的资源发动的理念和技巧要揣摩应用。

# 第五节 社区精神康复与居家养老相结合

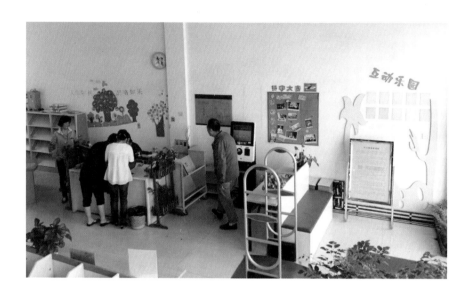

## 背景：一波三折中诞生的会所

昆明新天地会所，是云南省唯一一家致力于促进社区精神康复的社会组织。新天地起源于昆明市盘龙区残联与 CBM 合作社区康复项目中的自助组。起初，社区康复员孙波在为精神康复者提供上门服务时了解到，由于社会歧视等原因，绝大多数精神康复者待在家里，基本没有参与社会。于是，她把自己辖区的精神康复者和他们的家人组织起来，形成自助小组，开展各种活动，包括参加社区活动。渐渐的，康复者们走出了家门，有了朋友，不再孤单，他们彼此支持、彼此鼓励。他们的生活自理能力得到了提高，部分康复者还成功就业。与此同时，家人的意识也得到提高，他们积极动员自身资源，参与小组活动。康复者们的变化不但鼓励了家庭，也让区残联看到康复小组对精神康复者发挥了积极的作用。在新加坡社工的帮助下，区残联引进会所模式，在区残联成立了阳光会所，致力于提高精神康复在身心健康、生活自理、自我管理、社会交往、教育就业等方面的能力，使他们有能力更多地参与社会。

2009年，因为区残联换领导，停止了阳光会所的活动。但阳光会所已经成为会员和家长的家。家长和会员们积极与康复员孙波等人探讨如何将会所的活动继续下去，于是，2010年，由孙波等人一起注册了民办非企业机构——昆明新天地康复托养中心，继续社区精神健康服务。

脱离了残联，换了新环境，新天地在生存和社区融合方面举步维艰。一是因为场地离社区较远；二是居民在精神健康方面的意识淡薄；三是新天地没有找到好的社区融合的切入点；四是康复者和居民彼此的边界把握不准。这种现状一直持续到2013年10月。

## 实践描述：变身为公益项目的服务者

2013年，新天地会所中标昆明市西山区永兴社区居家养老项目，从此开启了新天地发展的新篇章！

新天地会所首先从居家养老现有的老年麻将做起，让精障人士为前来打麻将娱乐的老年人服务。帮助打扫卫生，端茶倒水。随着新天地会所在永兴社区扎下了根，

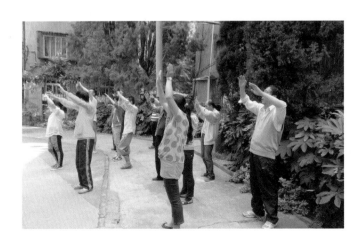

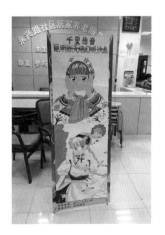

很多居民也知道了新天地会所和在这里为大家服务的精神康复者。因为会所提供的良好服务，社区居民又有了新的需求：能不能给老年人提供午餐？对于行走不方便的老人，可不可以送餐到家？在社区居民的需求推动下，会所开起了爱心食堂，对社区的老年人开放。老年人可以选择到新天地会所就餐，也可以选择让新天地的会员（精神康复者）送餐到家。新天地会所与社区居民的融合与连接更加紧密了。

由于新天地会所在社区的良好表现，再加上会所管理人员与社区居委会之间良好的沟通、交流，新天地会所与社区之间的关系得到了良好的发展。与社区这种良好的关系，也带来了社区对新天地会所的更多关心。有什么集体活动或者文艺演出等，社区也会邀请新天地的会员（精神康复者）去参加观看，并且参与表演；新天地会所有什么庆祝活动或者生日派对，也会邀请社区居民一起欢庆。

在此过程中，还有一个重要的群体，他们就是精神康复者的家人。会所组织了家长小组，给他们提供培训，让他们了解到如何更好地支持自己的孩子。

新天地会所和社区的互动，远不止这些，还有像去敬老院服务孤寡老人，去图书馆做志愿者，帮助社区义务打扫卫生等。

2016 年新天地会所在居家养老方面又取得了更大的成绩。在新天地工作人员的努力下，会所在新天地附近的社区内争取到了一个公益岗位：西山区盛高大城居家养老中心服务站的服务岗位。在那里，新天地的会员（精神康复者）负责管理维护居家养老中心的所有设备，并负责它的整个日常运营。目前该服务站开展的工作有：按摩椅、图书室、茶室、棋牌室和电脑室。同时，在居家养老服务站工作的会员还会开展向社区居民宣传健康等活动。

## 变化

因为要成为一个服务者，而不是以往的受照顾者，精神障碍者的生活自理能力得到了提高，胆怯心理得到改善。因为服务获得了认可和回馈，会员的自信心、自我价值感等有所改善。

有会员这样说：

"我 2011 年来到会所，起初病情很不稳定，但是经过会所的康复课程，我的社会功能得到了恢复，能力得到了锻炼。后来，我被派到会所的便利店工作，通过工作。我的自信心得到了增强，自卑感也减少了很多。2016 年 4 月，我又被安排到盛高大城居家养老服务站工作。服务站良好的环境、轻松的工作以及合理的工作时间，使我深深地喜欢上了这个职位。感谢会所提供的成长、锻炼机会。"

通过接触，促进了会员（精神康复者）与居民之间的了解和认识，增强了彼此的互动，改变了永兴社区居民对精神障碍群体的原有印象。

1. 精神障碍者在一定程度上参与到了社会活动中，部分精神障碍者还获得了工作机会。

2. 得到了更多的社会认可和支持。得到志愿者、实习生，政府及其他机构的支持。与相关部门的合作也逐步打开。而他们的家人心态也发生了改变，成为了精神康复者们最好的支持者。

## 影响

会所目前有 80 多名注册会员，每天参加训练的会员在 20 ～ 30 名之间，让稳定期的精神康复者享有医疗服务以外的社区康复服务。精神康复者复发率显著下降。有近 30 名康复者实现支持性就业，康复者能力得到显著提升。

精神康复者的家人对精神残障的意识得到提升，懂得如何为他们的孩子提供支持。部分家长也积极参与新天地的工作，积极为他们的孩子倡导。

社区对精神健康的意识和接纳程度得到提高，社区精神康复与养老充分结合。这不仅促进资源整合，更重要的是实现精神康复者和社区其他成员的共同发展。新天地的这种社区康复模式得到越来越多的认可。

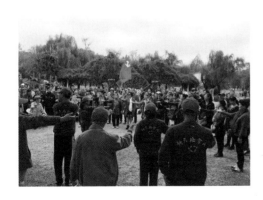
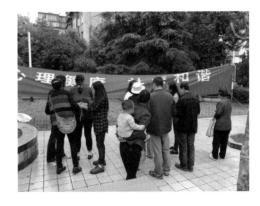

## 可持续发展的因素

过往的项目会将受益人放在一个单纯的位置上，提供各种能力建设与支持。然而新天地的尝试，却将受益人纳入到整体运行中来，使之在为他人提供服务的过程中，获得自我的成长和社会的接纳，并且将这种方式巧妙地与政府购买服务项目相结合起来，能够让机构良性运转，真正做到了将精神康复者与社区在物理与心理上的彻底融合。

## 专家点评

精神障碍的发生人数越来越多，精障康复越来越受到政府和各方重视。这一残障类型有其特殊性，以其他残障类型承受着更多的污名。本案描述了社会组织在精障康复领域的转型经历，管理模式的改进，精准分析了精障康复特点和当地背景，将精障社区康复和居家养老相结合，在服务内容、服务方式、管理模式、资源利用等方面，进行了开创性的探索，提出了动员社会力量参与，改变公众对精障认识、促进精障者社会参与的可行性策略，是社区康复实践多样性的补充，对社区康复各项服务内容的开展具有参考意义。

精神残障的康复在我国有着巨大的需求量，却较少有成熟、有效的机构和模式来回应这一需求。新天地会所的经验非常宝贵，在国内有很大的推广空间。该案例有机地把精神康复会所的活动与政府购买社会服务的需求结合起来，实现了双赢，既有经济来源保障，又通过扎实的服务获得良好的社会反响。点评人亲自见证了新天地发展的历程，对工作人员、会员和家属们坚持不懈的精神深感钦佩。他们给我们的首要启示就是：社区康复是一项充满挑战的事业，坚持就是胜利，存诚意用事实说话，让时间作证。

会所模式是目前在国际上较为前沿的精神病社区康复模式，以会员模式强调平等、参与、尊重、以人为本的价值观，精神病康复者不再是病人、康复对象，而是会所的主体，可以自我组织，自我管理。当中最精华的部分不是康复技术，而是理念根本性转变。新天地在初期虽然在贯彻这样的理念，但苦于没有足够的工作机会和实践基地，以致于在职业康复、在社区融入方面成效不彰。接下来能够承担政府购买社会服务项目让他们柳暗花明，其经验就在于先进的理念要与当地的实际相结合，与充足的实践场地、机会相结合，以工作及服务促康复、促融合。

在本案例中，精神病康复者的家属也被组织起来，对于推动整个会所的发展都起到了积极的作用，是会所和会员们的坚强后盾，他们是社区康复中重要的一环。

一两家会所的成功远远不能满足中国精神病康复领域的巨大需求，如何将会所模式的经验、教训梳理总结，甚至是形成标准化的流程，在更大的范围推广，是个值得思考的问题。

# 第五章 融合与倡导

## 第一节 引言

社区康复的目标是促进残障者社会融合，而融合与倡导也是社区康复发展的措施，也是伴随着参与、发展、权利、赋能等社区康复核心词语产生的。融合与倡导是社区康复主流化的重要途径，为残疾人创造了平等参与的机会，也使得主流社会或主流服务更具残障敏感度。社区康复的发展与融合密不可分，与倡导如影随形。本节通过良好实践案例，展示了社区康复中融合与倡导深刻内涵和重要意义。

# 第二节 枇杷村残疾人的致富路

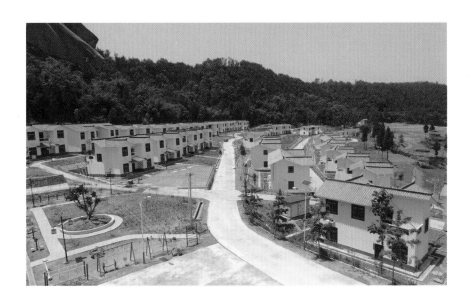

## 背景：穷山村里的致富梦

水宁寺镇枇杷村地处偏远，离巴城55公里，共287户1287人。在上个世纪90年代，还没有通水通电，更不用说通上公路。这里山高土贫，水源缺乏，村民年人均纯收入不足500元。村里许多人买盐巴买药都要赊账。因为贫穷争水争地，打架斗殴的现象时有发生。当时流传着一句话："枇杷村，长竹竿，山高路又远，打米磨面翻几碥，一盏油灯照三晚。"虽有些夸张，却道出了枇杷村贫穷落后的实情。

以往枇杷村村民的主要收入是靠种田和外出务工，而残疾人体力比不过非残疾人，生活也过得比非残疾人更加艰难。村书记杨彬通过他帮扶的残疾人金朝中的经历开始关注了解到残疾人的很多困境，而自己在

2003年车祸之后更加深刻地体会到了残疾人的难处。在这样一个村子里，要想获得普通的生活、生存，残疾人都要比别人付出更多的努力和辛苦。很多残疾人找不到事情做，经济收入低，因残致贫也使得很多残疾人更加消沉，自暴自弃，无理想信念。

要改变残疾人的生活状况和精神面貌，必须要有人给他们引导，帮助他们树立信心，让自己看得起自己；而更重要的是要给他们找到事情做，根据他们的特点和能力给他们找外出务工的机会或是做一些技能培训，让他们实现自我发展，体现自我价值。

### 实践描述：书记意外致残，托起帮扶残障群体之梦

老天爷跟杨彬开了个残酷的玩笑。2003年10月11日下午，天下着大雨，杨彬到镇上开完会后回家途中遭遇车祸。第二天，他醒来时发现，因伤势过重，自己的左腿已被高位截肢！

突然降临的灾难让这个本来坚强的35岁汉子一下子懵了，杨彬真不敢想以后的日子怎么过！那段时间，他连死的心都有了。在最绝望无助的时候，是乡亲们给了他好好生活下去的勇气。从入院第一天直到出院，不断有老百姓来看望他，送来的鸡蛋、猪蹄、水果堆满了房间。因为这样的经历，他开始更加深切地帮助残障村民。"那段痛苦的日子里，乡亲们的关怀和问候，让我既感动又惭愧。我当时就下定决心，一定要站起来。哪怕吃再多苦，受再多累，也要和乡亲们一起拼命干下去！"时至今天，想起那一段艰难的日子，想起乡亲们的关怀和鼓励，杨彬还是心潮澎湃。

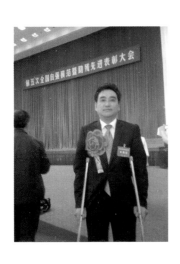

其实，促使杨彬重新振作起来的一个很重要的原因，是十年前他曾经帮助过的一个残疾人。如今那人已经成了一名优秀的理发师，有着满意的工作和幸福的生活。看到他的成就，杨彬心里也重新燃起了亮光。

早在1992年，琵琶村村民金朝中在铁路上受伤，左腿落下残障。他自身条件优秀，外表英俊，读书成绩也不错，突如其来的变故让他身体和心灵都经历了打击，他一度破罐子破摔，沉迷于喝酒打牌，只管伸

手向家里要钱。家人多次向杨彬哭诉，杨彬便寻思给他找个事干。

有次在城里理发，听店老板说要招学徒，包吃住。杨彬觉得不错，既不耗体力，又免费学手艺。回村后给金朝中提起这事，可他说什么都不愿意。杨彬便借故把他带到城里，先后去盲人按摩店、修理厂等好几个地方看看，让他亲身感受残疾人的自强。他看完以后，也觉得自己不该再继续消沉下去了，他也值得拥有更加美好的未来。接着金朝中又被杨彬带到理发店跟老板当面沟通交流。金朝中终于答应学艺。因为头脑聪明，手也灵活，他很快掌握了理发技术。

就业问题得到解决之后，杨彬了解到残疾人士婚恋也是一件棘手的事情，而金朝中也到了该结婚生子的年纪了，所以就四处托人给他找了个好对象。如今金朝中也已经儿女双全，家庭美满。

2000年，金朝中有机会派到广州去学习交流。之后一直在广东打工，依旧做美发行业，发展也还不错，但是因为是独腿站立，腿部容易疲劳，再加上家乡在杨书记的带领下已经逐渐实现脱贫致富。所以金朝中毅然决然回了家乡带领残疾人创业。

2008年杨彬书记和他曾经的帮扶对象金朝中组织村里的残疾人成立了村残协，由杨彬担任主席，金朝中担任副主席，并邀请村里的卫生员担任残协的秘书长，给予残疾人康复辅导。其目的主要是为了让残疾人相互鼓励和激励，相互帮助，提升自信心，找到自己努力的方向。

2014年，国家提出精准扶贫的构想和号召，经过探索与思考，杨彬和金朝中萌生了兴建残疾人产业园和残疾人扶贫创业基地的想法，这一想法得到了市残联的支持。2014年7月残疾

人扶贫产业园开幕，金朝中承包了产业园180亩地带领其他残障伙伴开荒致富，成立林氏达专业合作社。产业园和创业基地流转了村里残疾人的土

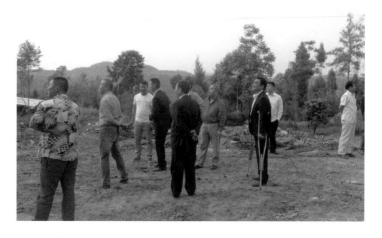

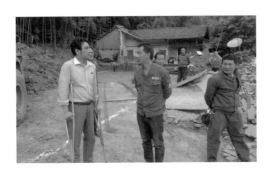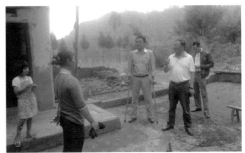

地，给予他们收入分红，并为残疾人提供了到产业园务工的机会，如建立养鸡场和果园。采取土地入股、劳务入股、现金入股的三种形式，在产业园就业致富。13 户贫困户，53 人，每人每天的收入从以前只能吃低保到现在每天至少 70 元，月增收2000 ～ 3000 元人民币。而杨书记也看中了大凉山上 500 亩荒地，大凉山适合核桃种植，于是他开拓了 500 亩核桃园，成立残疾人扶贫创业基地。

在金朝中眼里，建新房是个大事。他家祖祖辈辈住在山里，全家仅有的两亩土地十分贫瘠，一年忙到头只能混个温饱。家里的房子是 20 世纪六十年代父母建起的毛坯房，早已破败，一到刮风下雨就没法住人。

"早就想修新房子了，但一套房子修下来要十几万，哪拿得出啊？"金朝中的困难在枇杷村不是个例，村里 358 户有 90% 以上的人拿不出钱建新房。

转变开始在 2014 年，巴州区在枇杷村试点，捆绑实施城乡建设用地增减挂钩、土地整治、地质灾害避险搬迁三大国土资源项目。"通过土地增减挂钩政策，我们家拆掉的老房子可获得 5 万元的补偿，加上地质灾害避险搬迁政策，补助 2.5 万元。这样算下来，150 平方米的新房子我只投了 6 万元。"金朝中说，花 6 万块就能住进和城市一样的小区，这在以前做梦都没梦到过。

如今，金朝中的新居梦在巴中市充分利用国土资源政策中实现了，住进了一楼一底的新房子，还种植了药材。当然像金朝中一样的残疾人不止他一人，还有其他 4 户残疾人家庭也住上了干净整洁的新房。

残疾人除了就业、住房、社交，还有康复也是必不可少的一环。为了让残疾人更好地融入社区，在村残协的努力下，他们还将村里的发展项目都融入残障视角：道路硬化通向残疾人家门口，社区无障碍和家庭无障碍相结合，适配辅具器材等，为残疾人参与社区活动扫除障碍。为了方便老人和残疾人的身体复健，枇杷村还建立起社区康复室。

村民樊建德也是小儿麻痹残疾人士，从原来只能坐轮椅去社区康复室和残友们一起交流康复训练经验，到脱离轮椅挂双拐行走，到现在挂单拐行动自如，而且还交到了许多朋友，原来内向自卑的性格变得开朗外向多了。

## 变化：穷山沟变身金凤凰

以前琵琶村的人，只能靠务农为生，而残疾人，由于各方面的障碍，基本都需要家人供养，基本没有劳动能力。通过杨彬带领的村残协的努力，不仅改善了村里残疾人的生活环境，而且还让大多数人拥有了自己的工作，不再是家里的负担。从而，让以前满面愁云的他们变得乐观开朗，更加积极地面对生活。

## 影响

琵琶村结合"巴山新居"工程实施城乡建设用地增减挂钩项目，改变了原来村庄布局散乱、基础设施落后和脏乱差等问题，同时社区村委的残疾人全面共融项目，从身体康复、社交恢复、就业、住房等方面着手，改善了农村生产生活环境，解决了村民住房问题，实现了农民增收和产业发展，加快了土地流转，为产业发展奠定了基础，也为村民创收创造了条件，助力残疾人脱贫攻坚，托起了老百姓的致富梦想。

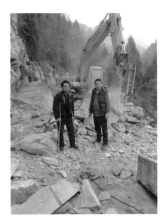
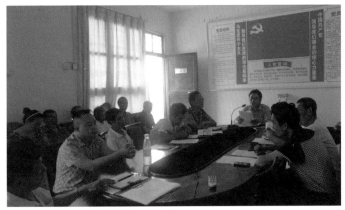

## 可持续发展的因素

枇杷村不仅在软件方面让残疾人士找到了适合自己的工作，在生活上有了稳定的保障，而且在硬件方面也做出了很大的改观，为残疾人的出行提供了方便。在这样的环境下，他们的心理状态也产生了很大的改变，从消极到积极。可以说，这是一个本质上的改变，这种改变将会对他们的家庭和未来产生极为重要的影响。

## 专家点评

新农村建设和精准扶贫实现全面小康是我党和政府的重大战略措施。在农村建档立卡贫困户中残疾人户占据了很大比例，但是长期以来由于城乡建设和发展的二元结构，农村建设标准低，缺少规划建设的国家和地方标准，各级政府和乡村干部残疾人意识的缺失，农村残疾人的自我封闭和权力的缺失造成新农村建设过程中缺少残疾人参与，不能很好地解决残疾人的就业、住房条件、基础设施和居家生活无障碍，甚至出现残疾人及其家庭的权利受到侵害。

案例中的故事是一个令人振奋的故事，它让人充分体会了人们常说的一年一小变、三年大变样的传奇。四川省巴中市巴州区永宁寺镇枇杷村地处秦巴山区，地质环境恶劣，残疾人数量多，是典型的贫困村。该村在新农村建设和精准扶贫中利用国家土地资源政策，通过土地整理，建设巴山新居，同时通过发展新型经营主体，将农户土地流转进行经营管理，增加贫困户收入，实现脱贫致富奔小康的发展目标。

案例成功的因素在于有一个残疾人士的楷模金朝中，他用自己的经历和行动感染了周围的人。而在农村社区发展中，残障群体没有被排除在外的核心原因还有村残协的作用。村残协提供了一个平台，让金朝中和杨彬这些人能够更好地发挥引导作用，带领其他残障者一同创业致富。在国家出台利用国土资源政策的大形势下，他们能够充分抓住机遇，发挥自己的聪明才干和集体的力量，最终成为社区发展的贡献者和受益人，这就是融合社区发展的精髓所在。即社区发展的资源和平台应该同等地提供给残障群体，让他们成为参与者和受益者，而非排斥在主流之外。该村新农村建设和精准扶贫项目中残联没有缺位，村党支部杨彬书记本人肢体残障，处处想着残疾人，在资源整合中充分整合包括残疾人家庭在内的社区内外资源，在巴山新居建设中规划建设了社区基础设施和残疾人居家无障碍，建设了残疾人康复室，配备了康复设备，在产业发展中，通过流转残疾人家庭承包地和村集体土地入股的创新模式建立了残疾人参与的生产合作社，保障了残疾人与全体村民一样住新房，有就业，收入增加和康复在社区，很好践行了没有农村残疾人的脱贫就不能实现精准扶贫和全面小康的新残疾人观。

村残协紧密对接村委会就会带来这样的优势和方便，枇杷村的实践为我们提供了新农村建设和残疾人社区康复的新思路、新方法和良好的实践模式。这样的案例在目前国家扶贫政策的大形势下应该更多推广，尤其是农村地区。

# 第三节 土官城之巨变

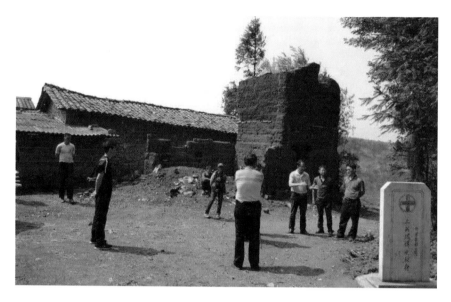

## 背景：艰难历程，苦涩的土官

　　土官城村，一个曾经土司占据的地方，也是一个让人心疼又畏惧的麻风村。土官城村，位于师宗县西南方，距离县城20公里，全村共有农户8户，总人口36人，属于彩云镇务龙村委会。20世纪六七十年代，因医疗条件落后，村民生麻风病后得不到及时医治，导致肢体残障和畸形，丧失劳动力。由于此病有一定传染性，加上社会的恐惧和歧视，人人避而远之，凡得病之人，都被统一安排到土官城村，生活至今。麻风病人，是残疾人中的特殊群体，更是弱势群体中的弱势群体。长期以来，土官城村的群众经历了难以言表的苦涩岁月。条件差，多年来通往土官城村的是一条崎岖不平、上下坡 30 度左右的山路，群众只能徒步出行，和外面的世界"既不交也不通"，过着与世隔绝的生活。生活穷，土官城村经济收入十分低微，2010 年以前，全村农民人均纯收入在 1000 元左右。政府救助建盖的大砖房是他们的庇护所，一家四五口人就挤在这样一个不足 50 平方米的小房子里面。群众的生活基本靠政府救济，是全县出名的贫困村。村民心里苦。有道是："人比人，气死人，马比骡子驮不成"。

麻风病的特征和传言，给他们的生活和心理造成了无尽的痛苦。周边群众不接受他们，他们在周边村寨几乎没有亲戚朋友。由于周边的孩子"抵触"，以致于在 2011 年以前，土官城村的麻风康复者的孩子几乎没有走出寨门，更别提走进校门，就连十七八岁的小姑娘都没上过学。娶不了妻、嫁不了汉，土官城村群众生存和繁衍几乎是内部循环，近亲繁殖。上不了街、进不了城，长期封闭的土官城村民基本不出门，偶尔星期五会赶着黄牛车到彩云镇采购一些简单的生活品。土官城群众少言寡语，很少与外人接触，偶尔有外人到村里，听到狗叫声，他们会弄开一丝门缝，胆怯地观望一下。拉不紧手、连不紧心，部分党员干部生怕这恐怖的疾病传染到自己身上，以致于在联系和服务土官城村群众上，始终隔着"最后一米"。

## 实践描述：共同携手，奋起的土官城

2011 年，国际助残社区融合发展项目在师宗农村实践，帮助村委会成立村残协，建立村残协领导班子。在农村开展社区融合发展宣传、倡导工作，促进社区融合发展，重点是要关心照顾好弱势群众，解决好联系和服务土官城村群众"最后一米"的问题。

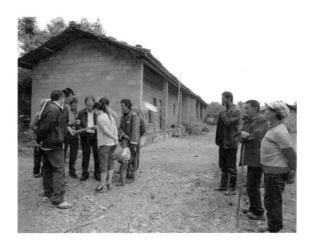

2010 年，务龙村委会及残协的专干刚刚进入土官城村时，那里的村民根本不敢出门。所以，工作人员只好站在村子边的一座小山上用喊的方式和村里人进行

沟通。告诉他们国家对他们是有很多扶持政策的，而他们的疾病也应该进行治疗和康复。每次用这种最古老的方式宣传完后，工作人员的嗓子基本上就不能说话了。但是，所取得的效果并不理想。不过，工作人员并没有就此放弃，而是每次都会跟他们宣传各种政策。终于，在一年之后，村里的一些人开始渐渐接受帮助，不过依然不愿意近距离和别人接触。每次交流，工作人员和村民之间都有大概两米的距离。为了让村民们进一步打消顾虑，工作人员经常带领他们到镇上的防疫站和卫生部门进行检查。让他们了解自己病情的严重程度，是否传染等。而且，还带领他们到镇政府，向领导提出他们的需求。

与此同时，工作人员还在卫生部门的配合下，印制了很多介绍麻风病以及传播途径的册子。让大众了解到这种病并不是洪水猛兽，麻风病人并不是不可以接近的。

功夫不负苦心人，在一次又一次的说服和努力下，土官城村的大部分村民开始敞开门户，接受帮助。

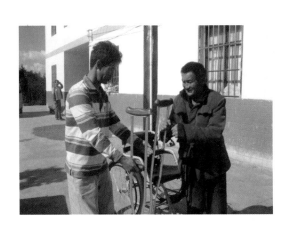

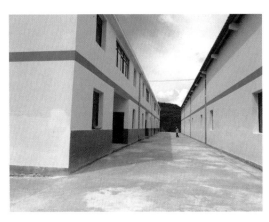

于是，务龙村党总支班子成员、村残协班子成员与土官城村群建立了"一对一"、"多对一"的结对帮扶制度。除了定期到村走访慰问，还进行产业发展，救助救济，协调适龄儿童到务龙完小就读，帮助运送烤烟等，并将服务业绩通过"积分管理"的办法进行量化考核，和8户群众真正交上了朋友。另外还积极推动国家扶持政策向土官村倾斜，彩云镇主要领导也多次到土官城村实际调研，认真倾听了该村群众的想法和诉求，甚至率镇财政所、交管所、国土资源所等有关站所工作人员徒步进村，进行实地勘测，制定出该村道路、住房、人畜饮水、供电设施等基础设施的施工进度计划。在克服了资金有限、地势陡峭等不利因素和困难后，仅用了短短 2 个月的时间，就修通了全长 2 公里、宽 4.5 米砂石路面的"连心路"。2014 年，土官城村被列为深度贫困村建设项目，建设项目包括进村道路维修、电网改造、人畜饮水、烤房建设、民房新建、畜宿新建、文化小广场新建等。通过一年的不懈努力，在该村新建抗震安居房 8 套、新建畜宿 7 套 14 间、新建卧式密集型标准化烟叶烤房 2 组 10 座、新建文化体育小广场 1 个，新建公共厕所 1 个、硬化场地 600 平方米，并完成电网改造及自来水管道安装工作，目前各项工程全部完工并投入使用。

## 变化：柳暗花明，幸福的土官城

以前，土官城村民与世隔绝，他们不敢与外人接近，而外界更是和他们保持着一定的距离。即使村里的人想让自己的孩子出去上学，外面的学校也因为怕传染而不敢接收。所以，土官城村和外界之间不仅隔着大山，更是隔着不同的观念和认知。

通过广大党员干部群众的共同努力，土官城村人民群众真正实现了经济收入大翻身、生产生活环境大改善、康复治疗大进步、思想观念大转变，幸福指数空前提高。2015 年，全村人均纯收入达 5000 元；38 名群众全部改善了身体健康状况；全部享受农村低保政策，大病医疗救助全覆盖；家家户户购买了电视，接通了自来水；适龄儿童 100% 到务龙完小就读，四年级学生伏有还被学校评为"三好"学生；有 2 户嫁女到外地，有 1 户外出打工。这是土官城村高原特色新村庄建设的开始，土官城村的变化是社会主义新农村建设结出的众多丰硕成果中的一个，是党和政府关爱群众的春风雨露洒向了这个偏僻的小山村，这个往日让人"谈病色变"的麻风村正

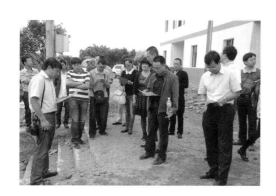
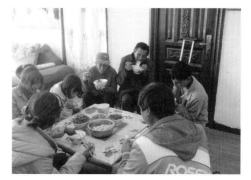

以社会主义新农村建设"样板村"的崭新风貌展现在大家的面前。

除了这些变化，土官城村的一位残疾人还加入了务龙村残协。在他刚进入协会的时候，大家害怕传染，都不肯和他一桌吃饭，他只得拿着自己的专用饭碗盛完饭后蹲在旁边吃。渐渐地，大家和他有了更多的接触，也了解到麻风病的传染途径，知道了只要不是亲密接触就不会传染。重要的是他的麻风病已经治愈，身体的畸残只是后遗症。所以，大家也慢慢接受了他，现在，每次吃饭他都会和大家自然地坐在一起。

## 影响

本着"以人为本"、"需求优先"的发展理念，通过开展社区康复工作及全方位的宣传，提升了残疾人工作在政府部门心目中的地位。相关参与项目部门工作单位对残疾人工作有了进一步了解，有了新的认识，推动村残疾人康复、生计、教育、精神生活等工作全面发展，推动了普惠＋特惠等残疾人优惠政策的出台。

## 可持续发展的因素

如今的土官城村，已经焕然一新。他们有了新的房子，有了稳定的收入。孩子们也可以上学了。随着这些方面的改善，他们的认知和意识也有所提升。相信，他们今后会有更好的发展。

## 专家点评

社区康复是以社区为基础的康复，引导和促进政府部门关注、理解残疾人的生活，并以实际行动去尊重、关心、关爱、帮助残疾人，消除残疾人在康复、教育、就业、维权等领域受到的"阻碍"，促进残疾人融入社会是案例故事的亮点。开展社区融合发展宣传、倡导工作，促进社区融合发展是激发改变的因素：

1. 促进工作理念的变化：社区对残疾人的歧视与误解是残疾人参与的一个重要障碍，打破以往赠钱捐物临时救济的陈规，更加注重改变残疾人自身生活的环境和提高残疾人自信心和谋生技能，变"输血"为"造血"，从真正意义上让残疾人自食其力。残健共融通过宣传、倡导残疾人知识、活动等方式加大社区人士对社区残疾人士的认识和理解，促进社会对残疾人士的接受程度。

2. 残疾人自身的变化：从认为残了就什么事都做不了，足不出户，怕别人笑话到主动出门，参与社会活动，做力所能及的事。在原有服务的基础上，了解社区康复理念，即从康复、教育、生计、社会、赋能等全面康复，帮助残疾人角色的转变，提高其自信心和技能，给予其机会去适应新的角色，达到角色转变的目的。

本案例有很多可圈可点的地方，最突出的就是融合发展的理念的实施。社区康复的理念从 1970 年代发轫，根据在世界各地的实践、升级，现在已经提升为"社区融合发展"。简而言之，就是社区康复不仅仅是说要使社区里的残疾人康复，更是要为残疾人的发展创造合适的生活环境和社会环境。残疾人是社区发展的主体之一，是不可或缺的一部分，社区所有成员共创、共好。本案例抓住了"整村推进"等一系列扶持政策，推动社区的整体发展，而不仅仅是狭义上的生理康复，结果打开了全新的局面。另外，在本案例中，多部门密切配合，协同努力也是一大亮点，这与社区康复矩阵图所体现的理念不谋而合。

需要注意的是，在这样大规模的政府主导的社区发展项目中，村民的主体性、能动性、创造性容易在不同程度上被削弱。在这一点上毛泽东在群众工作方面的论述值得重温。"这里是两条原则：一条是群众的实际上的需要，而不是我们脑子里头幻想出来的需要；一条是群众的自愿，由群众自己下决心，而不是由我们代替群众下决心。"（出自《文化工作中的统一战线》）

在推广的过程中还要注意，国内大部分的麻风康复村其实并不是村子，而是医院，与其他的行政村并没有隶属关系，这需要与卫生部门密切地沟通协调，也要积极地与麻风康复方面的专业机构、组织沟通合作。

# 第四节 "精准扶贫、爱在深山"怀柔山区贫困残疾人居家就业

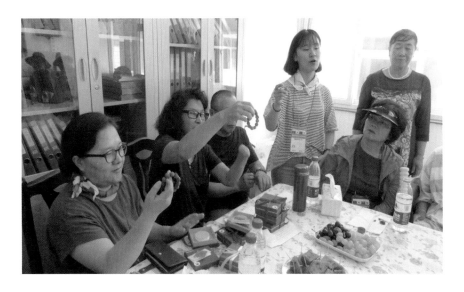

## 背景：三无状态的残疾人群体

北京怀柔山区琉璃庙镇上台子村、尹家西沟村、三亩地村、东坎村地处深山，残疾人口比例较大。由于残疾人客观上存在智力、体能等方面的缺陷，文化知识和劳动技能缺失，因此基本上处于无技、无业、无收入的"三无"状态，家庭生活贫困。2014年，我们通过多次走访了解到，不少残疾人身残志坚，有想通过自己双手改变贫困面貌的愿望。于是，康怡职业康复站一面与他们深入沟通，一面与当地孙胡沟村委会联系征询建议，一面积极寻找适合他们实施的劳动项目。

## 实践描述：闭门家中坐，钱从手中来

苍天不负有心人，在康怡职业康复站不懈努力下，2015年初，终于找到了适合他们实现居家就业的好项目——山桃核手串饰品制作。项目中使用的主要原料山桃核，是当地山上盛产的野山桃树自然落下的成熟果实的核，可以实现就地取材、变废为宝，而且工艺简单，不需要复杂的设施设备，天然材料制作的手串饰品也颇受消费者欢迎。经过反复论证，最终确定为他们引进、推广该项目，期待通过精准服务，让他们早日实现脱贫梦想。

首先在这些村中选取了贫困程度相对较重的60户残疾人家庭，开展项目运作。为保证项目顺利实施，康怡职业康复站制定了详细方案，成立了由站负责人带队的项目小组，整合了人员、资金和时间等资源，制订了系列管理制度，与他们签订了帮扶协议。康怡职业康复站按计划对他们进行系列帮扶活动，即免费提供制作器材，培训制作技能，回购产品和发放劳务费。

整个工作主要分为以下三个阶段：

第一阶段即前期准备阶段（2015年3月至4月）：对60位残疾人建立项目个人需求救助档案；联系3家产品收购单位，达成产品收购合作意向，落实产品销售价格；制订产品制作工艺规程和质量标准，设计产品及其包装形式；采购辅助材料和制作工具、用具，建立原材料、工具、用具等出入库和发放台账；利用公示栏、彩页、口头相传、现场展示等形式对项目进行宣传推广。

第二阶段即技能培训阶段（2015年4月至5月）：为了让他们能顺利掌握山桃核手串饰品的制作技术，首先给他们配发训练用的制作器材和学习材料，然后聘请具有丰富经验的工艺品制作老师，利用视频教学、现场实操等方法进行了为期四天的技能初步培训。让

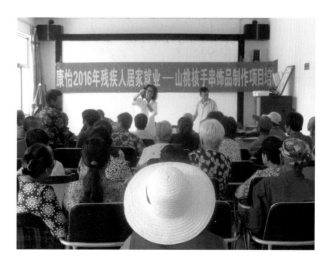

他们了解山桃核手串饰品的结构特点、制作材料、质量要求、使用工具、操作步骤、注意事项等。通过老师深入浅出的讲解和手把手指导，他们基本掌握了山桃核手串饰品的制作步骤和方法。

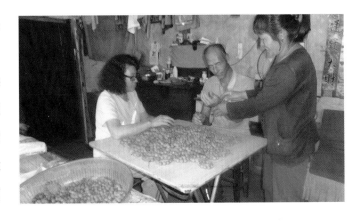

第三阶段即项目实际制作阶段（2015 年 5 月至今）：山桃果实成熟落到地上后，组织 60 位残疾人上山采集山桃果实，剔出山桃核 240 公斤，然后将这些山桃核毛粒进行系列加工后，作为制作成品的原材料免费分发给他们。同时，给他们发放上山采集山桃核的劳务费，平均每人获得劳务费 240 元，尝到甜头的残疾人朋友们感到十分高兴，制作热情和信心得到进一步增强。

为帮助他们能尽快独立制作出合格产品，并具有一定的效率，我们组织老师深入到每位残疾人家中进行一对一精准帮扶指导，现场观看他们操作，为他们点拨制作技巧，及时解决操作中发现的问题。通过几次训练后，他们都能制作出合格的手串饰品，每人每天一般能制出成品 10 ～ 20 串。产品制成后，安排人员和车辆，走进每位残疾人家中进行无条件回购，按每串 1.3 元计算发放劳务费，每人月收入（按 22 天计）达 286 ～ 572 元。2015 年，通过我们精心推广扶持，60 位残疾人家庭收入得到了增加，经济困难状况得到改善，大家对该项目的帮扶效果纷纷竖起了大拇指。看到项目给大家带来的实惠，不少经济条件不富裕的其他残疾人也纷纷提出要加入到项目中来。目前，康复站正在对他们的需求进行评估研究，力争通过康复站的努力，能为更多的残疾人提供帮助。

## 变化：从接受帮助到主动贡献

山桃核项目开始以前，琉璃庙镇很多残疾人基本没有工作，整天待在家里，依靠家人养活。给家里带来了一定的经济压力。通过山桃核项目的开展，不仅让众多残疾人有了一技之长，不再需要家里养活，而且自己的劳动所得还可以补贴家用。

这不仅给他们的家庭解决了很大的困难，更重要的是在很大程度上增强了残疾人的自信心和存在感，让他们觉得自己也是家庭生活的贡献者。

## 影响

该项目社会反响较大的原因：一是受到了北京中关村软件行业党委的关注和支持，他们以捐赠物品和团购义买产品方式给予帮助，并与 2016 年 4 月 22 日至 4 月 27 日被怀柔区电视台、北京市残联网、北京市社会建设工作网、北京市文明网等多家媒体报道（题目为：中关村软件行业党委向怀柔康怡残疾人职康站爱心捐赠）。二是韩国民间助残代表团来到北京访问时，专程来怀柔康怡站了解助残项目情况，并对该项目产生浓厚兴趣，他们不仅义买了 100 多串产品，而且向康怡站提出批量订购产品合作意向。此事件于 2016 年 6 月 20 日被中国残联网报道。三是受到残疾人高度评价，60 名受助对象分别用口头、文字等形式向康怡站表示感谢！四是该项目得到国内一些研究社会工作的高校师生的关注，有的甚至亲临康怡站进行项目实地考察，有的提出与康怡站合作成立社会工作见习基地。

## 可持续发展的因素

该项目低成本、低门槛、覆盖面大、收益快，很容易调动大家的积极性。而且，通过这个项目的开展，可以让残障群体永远受益。所以，该项目具有较强的可持续性和可复制性。

## 专家点评

社区康复的目标之一是让残疾人获得生计机会和社会保障措施，使他们能有足

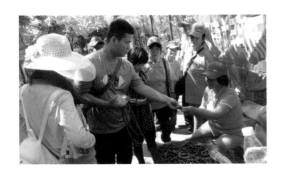
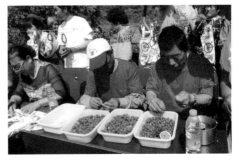

够的收入，实现有尊严地生活，并在经济上为家人和社会做贡献。让所有的减贫策略和计划应使残疾人及其家庭受益，是社区康复促进残疾人生计的主要策略之一。该案例是这一策略的良好实践。

北京怀柔山区琉璃庙镇地处深山区，残疾人口多，相对贫困。2015 在康怡职业康复站的努力下，因地制宜，找到了适合农村残疾人居家就业的山桃核手串饰品制作项目，使 60 位残疾人得到就业，家庭收入得到了增加，经济困难状况得到改善，增强了残疾人的自信心，使他们成为家庭收入的贡献者，社区发展的参与者。

这个案例告诉我们，精准扶贫和残疾人实现小康是各级政府、社会、社区及残疾人家庭的共同责任与义务。社区康复机构在承担残疾人康复服务的同时，可以与社区发展和精准扶贫相结合，发挥社区康复机构对外联系广泛、整合资源能力强，又了解所在社区的资源，了解残疾人的优势，搭建平台，募集资金、提供技术和服务、开拓市场，为残疾人精准扶贫和实现小康目标做出贡献。

"精准扶贫"是目前在全国推行的一项减贫扶贫工作，旨在使扶贫的政策和措施要针对真正贫困的家庭和人口。通过有针对性的措施，从根本上消除导致贫困的各种因素和障碍，达到持续脱贫的目标。由于残障和贫困之间的恶性循环，使得残疾人面临的贫困面更大，贫困程度更深，更应是精准扶贫的重点对象。本案例中，通过落实精准扶贫，让真正贫困的 60 人受益。

我国农村地域广大、资源丰富、残疾人口数量多、贫困发生率高，地方在落实精准扶贫的过程中，都会出台与当地实际情况相适应的政策、制订实施计划、开展项目活动等。社区康复应抓住这些机会，将残疾人及其家庭，特别是贫困程度重者，纳入这些发展中，使他们同其他贫困人口一样，平等地受益于精准扶贫工作。

# 第五节 泸州市残障儿童融合教育政策

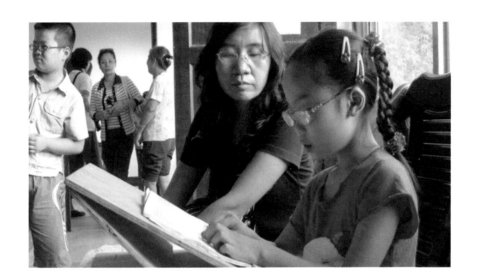

## 背景：没学上的情况是相似的

对于四川省泸州这样一个地方来说，无论是从经济、地理位置还是文化的角度，都没有什么太过于突出之处。生活在这里的残障儿童，和大多数地方的一样，没有办法进入普通学校上学，甚至面临无学可上的窘境。而这样的状况，导致他们在长大之后，社会的适应能力和竞争力都非常差，从而陷入贫困之中。

## 良好实践描述：按部就班，稳扎稳打

2011 年，在泸州市残联同 CBM 合作开展的社区康复中，目标之一就是推动泸州市残障儿童融合教育，让更多残障儿童享有受教育的机会。

教育绝对不只是残联和项目的事情，要想顺利地开展实施，并取得效果，一定离不开教育部门的大力支持。因此泸州市残联邀请泸州市教育局参与了项目的规划和实施，同时，组织教育部门相关工作人员到成都双流县等融合教育开展得好的地方考察学习，逐步提高教育部门对残障儿童融合教育的意识和重视程度。

项目通过研讨会等形式，提高学校老师们的意识。有了意识之后，当然还需要一些具体的方法与技术。项目将部分骨干教师分别选送到南京特殊教育职业学院等特殊教育资源发达的高校学习，使他们成为在意识倡导、技术支持等方面推动融合教育的骨干力量。

考虑到项目属于刚刚实施，并没有上来就大规模推广，而是选择积极性高的龙马潭特新中心校、泸县云龙镇中心学校、纳溪区逸夫实验小学、叙永县落卜镇中心学校作为试点学校，通过师资培训、无障碍改造、建立个别化教育计划等措施，促进辖区残障儿童能就近得到有质量的服务。同时，四个学校也建立了资源教室，保障教育教学的质量，对老师提供实时支持。

为了能够整体协调融合教育的资源，在未来更容易推广，项目在江阳区特殊教育学校建立了泸州市残障儿童融合教育资源中心，中心致力于政策倡导、规范和标准制定、技术支持等。

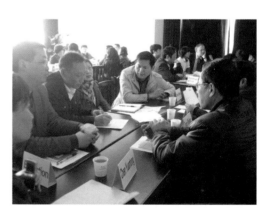

## 变化

2013 年 5 月，市教育局和市残联共同颁发了文件《残障儿童少年随班就读工作实施意见》，从政策层面明确了全市融合教育的组织管理体系。包括残障儿童的筛查和鉴定，入学细则，教学工作，师资队伍能力建设和管理，档案管理和资源教室建设，经费保障，考核评估机制等，全面系统地将融合教育在

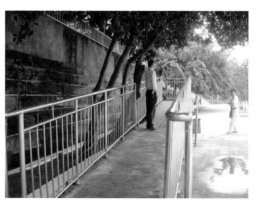

泸州铺开，其中涉及了人力、财物和资源的各种调配，具有很强的实际指导意义。

## 影响

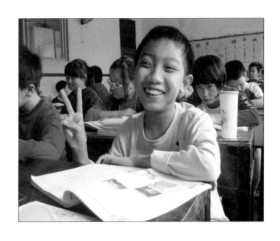

通过倡导，泸州市将残障儿童融合教育成功探索转化并纳入了教育部门的日常工作和发展中，2014年将融合教育从4所试点学校推行到了21所。

2015年2月6日《泸州市人民政府办公室转发市教育局等部门关于特殊教育提升计划（2014—2016年）实施意见的通知》把残障儿童融合教育涉及的资金保障等方面都作出了明确的规定，即要求教育行政部门要将随班就读纳入管理，制定残障儿童少年随班就读实施意见，负责整合资源，协调各部门为随班就读工作提供政策及经费保障。建立随班就读市级资源中心，区（县）级资源教室，在随班就读特殊学生10人以上的普通学校建立资源教室，承担推进区域内随班就读工作任务。各区县要支持承担随班就读残障学生较多的普通学校设立特殊教育资源教室，配备基本的教育教学和康复设备，为残障学生提供必要的学习和生活便利。普通学校随班就读资源教室每新建一间不低于3万元的专项建设经费，每间资源教室每年不低于2万元的工作经费。所需资金按照特殊教育学校隶属关系，在同级财政的特殊教育发展专项资金中开支等相关措施，保障了该项工作的进一步实施。目前该项在有序推进中，受益残障儿童少年3000余名。

## 可持续的因素

本项目的实施过程中，对政策制定者产生了影响，从而使之能够从试点走向常态化，项目经验直接在政策中有所体现，也成为后续常态化发展的基石。

## 专家点评

融合教育是使残障适龄儿童融入主流学校并接受平等的教育的有效策略。 融合教育不仅仅是将残障儿童放在教室里，还要为他们配备齐全的硬件和软件。泸州市残联和教育部门合作开展的融合发展是很好的案例，其中他们的工作方法和采用的策略值得在其他地方推广。在开展融合教育项目以前，泸州市残障儿童和大多数地方的残障儿童一样，没有办法进入普通学校上学，有能力的只能升到特殊学校，而大部分特殊学校又限制残障类型。

残联的职能之一是代表残疾人共同利益，维护残疾人合法权益，因此在残障的融合发展中，倡导是重要的工作内容和策略之一，特别是政策倡导，更是保证相关问题得到可持续发展的重要途径之一。泸州市残联通过社区康复项目，倡导泸州市教育局出台残障儿童融合教育政策和相关实施办法，为当地残障儿童融合教育的可持续发展打下坚实的基础。泸州市残联在进行倡导的过程中，针对存在的问题，通过系统的倡导计划和实施，最终带来相关政策的改变。他们成功的倡导中反映了以下关于倡导的重要策略和要素：

1. 对计划倡导的问题有清楚的认识：泸州市残联在长期的社区康复工作中，了解到残障儿童在教育方面存在的问题，而且清楚这些问题要得到根本的解决，只靠残联做不到，必须要有教育部门的积极参与。

2. 有明确的倡导对象和目标：因为教育部门是残障儿童融合教育的决策部门，因此，泸州市明确市教育局是倡导的主要对象，并有清楚的倡导目标，就是要促进教育部门在政策方面的改变，为根本解决残障儿童融合教育奠定基础。

3. 意识提升：泸州市残联将泸州教育局纳入整个项目周期，通过培训、研讨会和参观考察等方式，提高教育局融合教育的意识和重视程度。

4. 能力建设：对骨干教师进行培训，提高他们对融合教育的认识和理解，也让他们有能力将残障儿童纳入试点学校，接受有质量的教育。

5. 试点学校：通过四个试点学校，展示融合教育的具体实践，为今后的政策制定提供实践依据。

6. 技术资源：通过试点积累的相关经验和资源中心的建立，为之后的政策制定和实施提供技术支持，保证政策的针对性和可操作性。

7. 建立网络：在整个项目实施的过程中，充分整合政府、残联、普通学校和特殊学校的资源，建立网络。

倡导是残障工作中需要有的意识和掌握的重要技能，包括如何识别问题、收集和整理数据、确定倡导策略、制定和实施倡导计划、评估倡导效果等，系统的倡导培训可以帮助残障工作者掌握相关的知识和技能，以制定和实施切实可行的倡导计划和策略，以推动改变，保障残疾人的权益。

# 第六节 视觉障碍学生在主流学校的融入情况

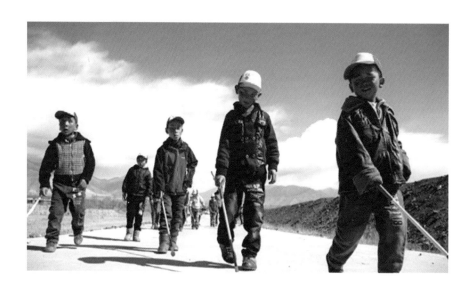

## 背景：发现问题

　　1998 年，盲人无国界学校，一所由德国人萨布瑞亚和她的荷兰籍明眼人保罗所创立的视觉障碍儿童学校在拉萨开始运营。该学校首次开始关注视觉障碍儿童的需求。2004 年后期，一所类似的、由盲人无国界创办的、带有职业培训元素的学校在日喀则市开始运营。考虑到学生将来的自主性和自力更生能力，学校的创办者开始致力于视觉障碍学生与主流教育体系的融入工作。

## 实践描述：视障学生在普校的融合

要想让视觉障碍学生成功融入到普通的学校中，要在家长、老师以及政府社会工作者承担相当多的责任，以对学生提供日常性的帮助的情况下才具有可能性。在西藏自治区，目前并没有这种服务。另外一方面，没有社会工作者，而且其他的老师所带班级的学生超过 40 人之多，这使得他们不可能有足够的时间投入到视觉障碍学生中。

在盲人无国界学校，视觉障碍儿童来自整个西藏自治区，并且之前没有受过任何教育。在进入学校的前两年，他们接受培训的方向主要是获得独立生活的能力，从而让他们建立自信心。首先，学生会接受方向感、移动以及日常生活等技能方面的强化训练，然后是西藏语、中文、英语以及数学盲文的训练。除了视觉障碍人士的特殊技能训练之外，学生还接受中文和英语的口语的语言技能训练。

通过这些知识和技能，他们能够在主流学校向其他学生提供一些信息。

一切都准备好了之后，视觉障碍学生就会被送到主流学校。他们可以请求视力正常的同学为他们读黑板上的内容。作为答谢，他们能提供英语或中文方面的帮助。由于这些学生已经受过机动性和方向感的训练，他们具有很强的独立性。通过这种方式，在视力正常和视觉障碍的学生之间就建立起了一种平等的关系。学生们通常能交到很多朋友，但是在课堂上也会遇到一些对手，这体现了融入的真实性，视觉障碍学生并没有受到特别的待遇。

融入的过程自 2004 年开始启动，首批 4 名学生被送入到拉萨附近的墨竹工卡的寄宿小学。这一实践取得了成功，并且为在更多的主流学校里的融入开辟了新的道路。在此期间，多数官方中小学教材根据具体的科目，都已经被翻译成盲文藏语、中文以及英语。

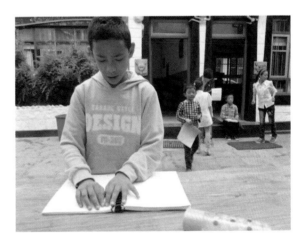

2012 年，在拉萨和日喀则的视觉障碍学生中，有 25 名学生已

经被一所小学所接纳，有 28 名学生在初中就读，有 7 名学生在高中就读。2013 年有 3 名学生进入大学深造。

## 变化：从排斥到接受

该项目刚开始运行的时候，曾经受到一些主流学校的抵制。这些学校的校长和老师没有照顾和教育参加人的经验，并且惧怕接收视觉障碍学生。他们担心安全问题，以及可能的额外的工作负担。西藏残疾人联合会和教育局所进行的商谈成功地说服了这些学校接收视觉障碍学生。

另外，由于没有接触过特殊教育，普通学校的老师无法对学生用盲文完成的家庭作业进行批阅。所以，有时会安排视觉障碍学生向老师大声地阅读他们的家庭作业。

因为视觉障碍学生无法参加正式的考试，所以后来政府指派懂盲文的老师来批阅视觉障碍学生的试卷。

现在，在西藏残疾人联合会和教育局共同努力下，对于视障学生进入普通学校已经有了较完善的政策文件。大部分公立小学和中等教育学校的教材也印制了盲文版（由盲人无国界提供）。而校长和老师们对于视障学生的教育也积累了一定的经验，知道该如何正确对待这些学生。

## 影响

这个实践是残疾人成功融入到主流社会的一个范例。视觉障碍学生要想融入到普通的学校中，必须要有足够的自信心和基础的教育。这种融入也有助于加强他们的自我肯定的沟通技能，以及将来融入到劳动力市场和社会中去。视觉障碍学生的融入对于培养他们理解这个社会是如何运作并获得独立是必不可少的。

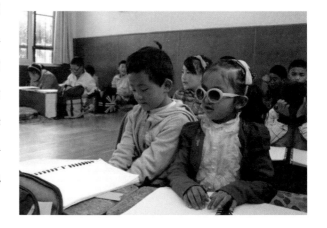

## 可持续发展的因素

要想更好地实现视觉障碍学生融入到普通学校。需要具备以下几个方面。

1. 只有已经做了充分的准备，并且有坚强的自信心的视觉障碍儿童才有可能实现成功的融入。

2. 在已经成功接纳并且有意继续接纳视觉障碍学生的学校之间开办交流班。

3. 在开始接纳前，向学生、家长、老师以及校长提供有关残疾人知识的培训。

4. 媒体，特别是电视和广播，对人们对残疾人的了解和态度有很大的影响。应当有媒体向公众提供更多的关于残疾人学生融入到主流学校的可能性的信息。

## 专家点评

阿马蒂亚·森（2001）在其著作《贫困与饥荒》中认为共融社会或融合社会是指这样一个社会：在那里成员积极而充满意义地参与，享受平等，共享社会经历并获得基本的社会福利。残障学龄儿童跟班就读，接受教育可以使他们享受平等，实现社会融合，这也是构建社会主义和谐社会的要求。"和谐社会"，一方面是指人口与资源环境之间的协调发展以及社会与经济、政治、文化之间的协调；另一方面，更为重要的是指社会各个层面、各个环节、各种因素以及各种机制之间的协调，社会各阶层之间各尽所能、各得其所、多赢共生、和衷共济、博爱互助、互惠互利、和睦相处。建设和谐社会必须确保社会弱势群体不被排斥、不被边缘化，促进弱势群体社会融合。

目前，视障儿童，特别是盲童主要是纳入特殊学校接受教育，主流学校的校长和老师没有照顾和教育参加人的经验，并且惧怕接收视觉障碍学生。他们担心安全问题，以及可能的额外的工作负担。事实上，如果学校和儿童都做好相应的准备，盲童是可以随班就读的，在西藏有限的资源条件下，都已开展了盲童随班就读。该案例介绍了西藏在盲文无国界的技术和指导下推动视障学生接受融合教育的做法。这一实践能够收到良好效果，主要得益于其全面细致的可操作模式：

1. 试点：没有随班就读的经验下，选一个试点学校，学习经验，抓小规模的形式推广到全市的模式。其实一般主流学校不愿意接受盲童，但试点后发现盲童的能力没有比其他孩子差，有些盲童的成绩很优秀，从而改变了老师对他们的看法，了解他们的潜能后，都很愿意接受他们。目前有几位盲童在读大学，社会对盲童的态度也有了改变。

2. 随班就读前的准备工作：（1）个人准备：日常生活自理能力的训练，盲人定向行走的训练，学盲文，学汉语、藏语口语等的训练，外界接触训练来不断地提高自信、自尊、承诺等。其实接收日常生活和定向行走的盲童，一般学校不需要大的改造。盲童在熟悉学校的环境后自己可以独立行走。（2）主流学校的准备：对学校针对残障的基本知识普及，创造和谐的环境。（3）准备盲文主流学校的教材。

3. 同伴支持：学校组织其他学生互帮互助（帮助打饭，读白版上的字等）。

4. 老师的能力建设：通过特殊学校老师经验交流，自己开展过程的经验等，提高随班就读的自信和关注。

如何实现残障学龄儿童跟班就读，我们国家缺乏经验和方法，需要学习和借鉴其他国家的经验。视觉障碍学生融入到普通的学校中是国际助残项目在中国西藏的成功实践，给我们开展融合教育提供了方法，也给我们提供了许多新思路。

# 后记

本书在短时间内收集筛选了北京、西藏、云南、四川、陕西、山西和山东等7省市、自治区25份良好实践的案例，这些地区的社区康复工作者和残疾人为本书提供了最原始和基本的素材，使得本书可以在短时间内集结成册，还有在案例分析和本书制作过程中给予反馈指导和专业点评的各位专家们，在此一并感谢。

但由于时间的局限和良好实践（行之有效）工作方法应用经验的局限，本书在制作过程中也存在着许多不足和挑战。比如，为了在短时间内收集到覆盖更多地区、更多残障类别和更多干预类型的案例，本书的编者们更多使用了社交培训和远程访问的形式进行案例的征集和采编，未能与案主有更直面的接触和了解，这可能使得部分案例的描述和分析不够直观或深刻。还有就是每个案例的描述可能更多的侧重在体现成功的一面，实践的结果都是积极向上的，对于实践过程中遇到的困难和挑战的描述不够深刻。

而通过对本书25个良好实践的分析可以看出，在社区康复工作中，不管是从不同的开展地区，还是不同干预方式或者不同残障类别上来看，基层康复实践者、残疾人，还有社区康复管理者在推广复制社区康复经验上来说都面临着一些共同的问题和挑战，这包括：

1. 残疾人的主动性和归属感：长期以来自上而下的服务模式使得很多残疾人不知道如何表达自己的需求，以及长期背负的心理负担使得他们在社区康复中处在被动的地位。就像激发残疾人心理转变中的李杰文，他开始也是觉得日子虽然不富裕，但凑合活着就可以，不愿意做更多的努力和尝试。工作人员的多次鼓励和其他残疾人的激励才让他有一点心动，在不断的尝试和实践中慢慢增加自信，这样的改变并不容易。很多时候，工作人员会想当然地认为残疾人应该主动参与到为他们好的活动中来，一旦残疾人没有表现出热情，工作人员就很容易失落，而那些给予积极响应的残疾人则会得到工作人员越来越多的关注。我们必须提醒自己，越是边缘的残疾人，他们越是需要更多支持和关注，转变并不是一蹴而就的。

2. 社区康复实践人员的能力：他们大多是由村里的残疾人、村干部或村医等兼任。他们熟悉社区的情况，但对社区康复知识理念的认识不足，也缺少开展社区康复工作的具体方法和经验。如沂水的全纳教育项目，送教上门确实为残障儿童学习知识提供了多一种选择，但送教上门的老师他们也只是接受过几次培训，很难做出对残障儿童的全面评估和有针对性的学习方案，使得送教上门的实施效果也难以进行系统的评估。如果县里有特殊教育资源中心或特教学校，可以请他们作为专业技术支持，更系统地管理送教上门的个案。

3. 社区康复的管理：政府为主导、多部门配合、残联具体协调是我国社区康复管理的特色形式，但在实际运行过程中，条块分割的行政管理体系使得资源整合和残障主流化面临着众多的困难……

4. 服务支持系统：社会公共服务越到基层越是匮乏，而残疾人接受服务的渠道则更加局限。很多县城的医院没有康复科，医生也不了解康复的知识；很多地方没有特教资源，送教上门的老师也缺少技术支持……

5. 社区环境：农村地区大多山高路远、居住分散，开展社区康复完成最后一公里的难度大、成本高……

6. 以证据为基础的倡导：社区康复包含的内容广泛，涉及的行动也是多种多样，而多数社区康复工作人员并没有保留日常工作痕迹的习惯和工具，社区康复的信息停留在工作人员的心中口中，很难进行数据的分析形成社区康复的证据。

7. 社区康复的时间投入：社区康复需要日积月累坚持不懈的行动才能看到效果，而且效果往往是潜移默化发生的，不容易测量和评价。

# 附 录

## 附录一 社区康复与中国残障事业发展

### 一、社区康复概念的演变

1981 年世界卫生组织对社区康复的概念被描述为"在社区的层次上采取的康复措施，这些措施是利用和依靠社区的人力资源而进行的，包括依靠有残损、残障、残障的人员本身，以及他们的家庭和社会"。

这个概念描述虽然简短，但指出了社区康复的核心——康复措施，这项措施的利用需要社区层面的各类资源。经过 20 年的发展，社区康复在国际社会被越来越多的国家接受、倡导、实践，特别是贫穷、欠发达的国家和地区。基于不同的社会制度、康复资源、科技文化、经济教育、以及宗教信仰的差异，社区康复在不同地区的模式五彩纷呈，各具特色。

2004 年世界卫生组织、联合国教科文组织、国际劳工组织对社区康复的定义是"社区康复是以社区为基础的康复，是为残疾人康复、机会均等、减少贫困和社会包容的一种社区整体发展战略。社区康复通过残疾人及其家属、残疾人组织和残疾人所在的社区，以及相关的政府和民间的组织、卫生、教育、职业、社会机构和其它机构共同努力贯彻执行。"

经过了 20 年的发展，社区康复在全球得到有力的倡导和推进，在实践过程中，人们对社区康复认识不断深刻，对社区康复盖面有了更加细致的表述。这次的概念更新，强调了社区康复是社区康复的整体发展战略，并首次提出了这一战略的目标是为了实现残疾人的康复、机会均等、减少贫困和社会包容。这使得社区康复的内涵得到极大的丰富，是人们对社区康复认识的一次飞跃。

《残疾人权利公约》、《社区康复指南》以及《世界残障报告》的出版，使"社区融合发展"逐渐进入了人们思维。

2015年9月，第三届亚太社区康复大会在日本召开，社区融合发展的理念得到进一步倡导。从社区康复到社区融合发展，"社区"二字没有变，因为社区残障者生活的基本场所、是融合发展的平台；从社区康复到融合发展，是社区康复的医学社会模式向社会模式转变的体现，是人们对国际社会倡导以全面康复、以人为本、权利核心理念的响应，是全球残障领域相关人员多年追寻和努力的目标，也是未来行动的指引。观念的更新必将带来任务的改变，社区融合发展将以保健康复、教育康复、生计与职业支持、社会权益保障、赋权自立等全面康复服务为重要任务领域。

在我国，为促进社区融合发展，需要理念与行动并肩同行；需要理解融合发展的理念，制订不同层面的社区康复发展战略；需要根据国际、国内相关公约与政策要求，发展残障事业，保障残疾人权利，促进残疾人全面发展；需要将国际理念本土化，制定符合区域特点的社区康复实施方案。在未来社区康复的组织实施过程中，从内容到形式、从流程到效果、从人员到设施、从标准到从质量，都需要全面考虑，努力创新，突破惯性，整体推进，以顺应残疾人"全人发展"的需要；需要体现促进康复、脱贫发展、机会均等、融入社会的社区康复核心价值；需要采取社会化原则，整合和利用政府、社会、社区、残障者及公众等各类资源；需要因地制宜、分类指导、形式灵活、措施多样地开展社区康复。在我国当前推动扶贫、全面奔小康以及加快推进残疾人小康进程的各项重大事务中，社区康复扮演着不可或缺的重要角色。

## 二、国际社区康复的发展

机构康复可以解决较复杂的残障问题，但费用较高，周转率低、覆盖面小，加之残疾人长期被限制在康复机构里，不能参加正常的家庭生活与社会活动，严重阻碍了残疾人重返社会。20世纪70年代初，发达国家发现定位在家庭与社区水平的康复服务可弥补机构式康复的许多不足，社区康复由此逐渐发展起来。

1976年世界卫生组织提出一种新的、有效的、经济的康复服务途径，即社区康复，以扩大康复服务覆盖面，使发展中国家的残疾人也能享有康复服务。

1978 年阿拉木图国际初级卫生保健会议确定了在初级卫生保健中应包括保健、预防、治疗和康复，要求在社区层次上为包括残疾人在内的居民提供人群的保健和疾病的预防、治疗和康复服务。

1979 年世界卫生组织加强了对社区康复专业技术管理，初步规划出社区康复模式，由海兰德博士等人完成了《在社区中训练残疾人》手册初稿，并在 9 个国家试点使用。

1981 年联合国确定国际残疾人节，社区康复进一步得到重视。为促进全球领域的合作，制定了残疾人十年（1983~1992 年）社区康复全球发展规划，同年世界卫生组织专家委员会为社区康复下了定义。

1983 年世界卫生组织全面管理社区康复并得到联合国众多组织支持。国际劳工组织制定了农村开展残疾人职业康复的对策；联合国教科文组织实施"一体化教育"项目；联合国难民事务署高级专员办事处在难民营中开展社区康复；联合国儿童基金会开展残障儿童社区康复项目；联合国开发计划署支持社区参加预防项目；同年《在社区中训练残疾人》手册经改编译成 15 种文字。

1985 年英国伦敦大学开设"社区康复计划与管理"课程，全球性培训、地区性培训工作迅速开展，有些国家还专门设立了社区康复专业学位，在发达地区和欠发达地区建立了不少社区康复培训中心。

1992 年世界卫生组织大会对全球社区康复发展进行了评估，专题报告中指出，"社区康复虽在全球有所发展，但从整体上看，仍然落后于保健、预防和治疗的发展水平"。

1993 年在联合国开发计划署任职的海兰德博士出版了《偏见与尊严——社区康复介绍》一书，指出"社区康复仍是一个学习的过程，还没有一个现成的蓝图"。同年该署图尔强博士开发了一套对康复项目进行监测和结果分析的计算机软件评估系统，突出了社区康复评估中应注意的相关性、达标性、影响性和持续性。

1994 年联合国发表了"残疾人机会均等标准规则"，同年国际劳工组织、联合国教科文组织、世界卫生组织发表了"关于残疾人社区康复的联合意见书"。进一步明确了社区康复目标、概念和实施方法。指出"社区康复是在社区内促进所有残疾人康复并享受均等机会和融入社会的一项战略"；"社区康复的实施有赖于残疾人自己及其家属、所在社区以及卫生、教育、劳动就业与社会服务等部门共同努力"；"社区康复可持续发展的关键是'务实'、'灵活'、'支持'、'协作'"。

1999 年"偏见与尊严——社区康复介绍"一书再版，更新的观念对全球残障发生情况、康复需求情况、社区康复的定义、管理框架、技术要素、监测评估以及未来发展预测等方面进行了全面阐述。

2004 年国际劳工组织、联合国教科文组织、世界卫生组织再次明确了社区康复的定义和内涵。

2006 年《联合国残疾人权利公约》从权利视角，提出保障残疾人得到各类康复服务的措施，其基本原则成为社区康复的实施原则。

2010 年世界卫生组织《社区康复指南》总结了三十余年全球发展中国家社区康复实践经验，反映了发展中国家残疾人工作最新的理念提出了"社区融合发展"理念。

## 三、我国社区康复的发展

自 1986 年正式开始兴办，至今已有近 30 年的历史，其间经历了几个阶段，不断有所进展。社区康复现已成为中国开展残疾人康复服务的基础，而且也是我国推动实现残疾人"人人享有康复服务"，促进残疾人全面康复的主要方式。

### （一）三十年来的四个发展阶段

第一阶段（1986 年—1990 年）：从 WHO 引入社区康复，开始在个别县市试点推行。采用 WHO 提出的 CBR 模式，主要是医学模式，参照 WHO 发布的《在社区训练残疾人》的教材，主要对躯体残障的残疾人在社区（包括家庭）进行功能训练。最早开展的试点县市包括广东的广州和从化、山东招远、吉林的梨树县、内蒙古自治区的科左中旗。其中个别 CBR 试点项目是由我国与 WHO 合作进行的。本阶段取得的初步成绩曾于 1991 年 6 月在广州举行的"西太平洋地区国家间关于社区康复的计划和管理研讨会"上做了总结。

第二阶段（1991 年—1996 年）：由卫生部和中国残疾人联合会共同推动，结合对残疾人康复医疗的阶段性中心任务，开展社区康复。例如，在社区和基层，开展白内障复明手术后的视力康复；对社区聋哑儿童进行听力 - 语言康复；对社区小儿麻痹症后遗症的青少年进行矫治手术后的功能训练和矫形器具的康复。这一阶段的 CBR 工作试点范围已扩展至 64 个县（区），但仍以医学康复为主。

第三阶段（1997 年—2005 年）：CBR 逐渐由医学模式向医学 - 社会模式转变，社区康复的社会保障体系逐步形成。受到 WHO、国际劳工组织、联合国教科文组织 2004 年关于 CBR 联合意见书的影响，我国也进一步重视把社区康复作为解决残疾人康复、机会均等、减贫和社会包容等问题的一种战略，政府多个有关部门和一些群众团体联合起来，凝聚共识，拟定和发布了改善社区残疾人处境的共同计划。卫生部、民政部、财政部、公安部、教育部、中国残疾人联合会等于 2002 年联合发布《关于进一步加强残疾人康复工作的意见》，强调要全面推动社区康复。在此期间，卫生部通过医疗卫生的改革计划，正式把康复列为社区卫生服务内容之一；民政部也在加强社区民政工作中，强化对残疾人的社区服务。随着社区康复服务逐步扩展至教育康复、职业康复和社会康复领域，一个康复的 CBR 社会保障支撑体系正在我国逐步形成。

第四阶段（2006 年—目前）：这是一个 CBR 发展较快、普及与提高并进的阶段。"普及"指的是积极把社区康复推广到农村，尤其是西南、西北偏远地区的农村；"提高"指的是提高社区康复工作的质量和促进可持续发展。在普及方面，其中一个重要计划是从 2003 年—2015 年在 31 个贫困县试点实施新一期农村社区康复项目，取得较大收获【中国残疾人联合会 / 嘉道理慈善基金会社区康复合作项目】。在提高方面，国家自 2006 年—2007 年在各地精心培育出 99 个残疾人社区康复示范区，总结出一些可行的优质实践经验（办好社区康复的好方法、好模式），加以推广，藉以提高 CBR 工作质量【2006 年中国残疾人事业十一五发展纲要】。此外，在 2008 年举国支援汶川大地震灾后重建工作的有力推动下，全国社区康复工作明显加强，包括工作人员队伍的培训、资源中心对社区的技术支持等。在此阶段的一个重要转折点是 2010 年 WHO 发布全球《社区康复指南》后，我国康复界组织了该书中文版的翻译、出版和发布，还发动了对社区康复新概念、新模式、新内涵和新经验进行研讨、学习，努力开辟我国 CBR 的更高境界。

### （二）我国社区康复的现状和成绩

中国是一个发展中的大国，幅员辽阔，面积约 960 万平方公里，人口众多，总人口超过 13 亿，位于世界各国之首，占世界人口 1/5 左右，也是一个多民族(56 个民族)、多文化背景的国家。

我国从上世纪 80 年代开始，即已引入现代世界残障与康复理念，建立现代康复医学学科，建设和完善各类康复机构，为残疾人系统地、全面地提供现代康复服务。经过 30 年的努力，进步迅速，成绩显著。作为一个发展中的大国，面对分散各地的大量残疾人的康复需求，我国尤其重视发展社区康复事业，现已确立起社区康复在我国的定位和工作模式，初步建成了全国社区康复服务网络，也不断地建设和充实社区康复的保障和支撑体系，初步培养出一支社区康复工作队伍，摸索和总结出了行之有效的工作方法，使数以千万计的广大残疾人获得了实实在在的康复效益。

1. 社区康复的定位和模式

早在 1990 年，《中华人民共和国残疾人保障法》即规定我国残疾人康复工作以社区康复为基础，要求各级政府和有关部门组织和指导开展城乡社区康复。

经多年实践的总结和演进，我国现行社区康复的模式已从过去的医学模式转变为医学 - 社会模式，并正按照 WHO 等发布的《社区康复指南》提出的理念和工作要求，继续增大 CBR 模式中的社会元素的比重。

2. 社区康复的政策和计划

我国社区康复的政策和计划由国家制订，自"八·五"（1991—1995）以来，社区康复即纳入每个五年计划的全国残疾人工作计划内，同时，国家要求各省（区）、市县以至开展 CBR 项目的社区都应根据本土实情，拟订具体的 CBR 工作计划，并且要纳入本社区的总体的建设和发展规划中。

3. 社区康复运行的机制

在我国，CBR 的运行按照自上而下（top-down）与自下而上（bottom-up）两种机制相结合而进行。自上而下体现在国家和各级的政府的主导作用，即政府

在 CBR 的总体政策、计划和发展战略的制订中、在各部门的相互协调中、在必要的经费投入和重大的资源配置与整合中，以及在工作的指导中，起主导作用，对

社区的 CBR 计划的执行给予自上而下的引导和支持，有利于高层政策在社区落实。自下而上体现在 CBR 以社区为本，强调社区康复工作的计划管理、组织实施、资金筹措、资源配置、社会动员等具体问题，立足于社区内解决，做到本社区的 CBR 项目由本社区负责、社区运营、社区支持、社区受益，并使社区真正成为残疾人及其家庭向上与政府、社会联系的桥梁。

4. 社区康复的网络

中国的社区康复利用县（区）、乡、镇已有的相关服务网络，在其已有的相关职能的基础上，补充和扩大必需的新职能，开展社区康复。这些网络包括医疗卫生、民政福利、残联团体及人力资源和社保等四大系统的网络，各有重点分工，相互协同，分别在社区参与和支持对残疾人在医疗康复、教育康复、职业康复和社会康复等方面的服务。

我国社区康复工作虽然起步较晚，困难较多，但发展较快，成绩亦比较显著，从下列一些数字可以见到我国社区康复已略具规模，初见成效。此外，从上述提到的我国社区康复体系各个侧面的现状，也可看到我国的社区康复与时俱进，取得了相当的成绩。

在执行社区康复任务的战略上，力求与当时当地社区、社会，甚至全国的建设和发展的中心任务相适应相融合。例如，近年来，在我国促进贫困地区脱贫、全民奔小康，分担起促进残疾人减贫脱贫，促进残疾人奔小康的任务。

在社区康复采用的技术上，提倡采用有中国特色的适宜技术。亦即采用中西结合、土洋结合的技术，就地取材、因陋就简，包括中西医结合康复疗法（如针灸、推拿按摩、中草药治疗、太极拳等练功疗法）、民间有效的康复疗法，也包括西方现代简易的功能训练方法，总之，这些适用技术具有简、易、廉、效的特点，使用上可以广覆盖、低成本、有效益。

在社区康复发展的策略上，重视加强国际和境内外合作，加快社区康复发展。在遵循 WHO《社区康复指南》原则的基础上，在吸收国际和境外社区康复的先进经验、成功做法时，以及在中外、境内外合作在内地共建社区康复项目时，我国注意到要立足本土社情、民情、经济技术条件和社会背景、文化背景，以我为主，洋为中用。

在我国社会发展的情况之下，大量的民办非企业机构茁壮成长；有许多地区政府及残联系统用购买社区康复服务的方法，来更好地满足社区残疾人的康复需求。需要注意的是，政府要建立健全的监督机制来保证康复服务的质量，达到社会融合的目标。

5. 挑战和困难

尽管我国的社区康复已取得了不少成绩，积累了一些经验，实际上，仍面临着许多挑战，工作的开展仍遇到不少的困难。

我国社区康复长期以来较多在城市（尤其是大中城市）开展，而在广大农村则还有待进行积极而有效地推广，即使是农村的试点项目也为数不多。鉴于全国的残疾人70%以上生活在农村，处境更不如城市，对康复的需求更迫切，而开展社区康复资源有限，难度更大，因此，向农村努力推广普及残疾人社区康复，雪中送炭，是一个我们必须面对的严峻的挑战。

我国许多地方的社区康复项目的建设，一般存在着重规模、重数量，比较忽视质量的保证和提高，忽视试点经验有计划有步骤地推广等问题。同时，也比较忽视试点项目本身持续而深入地开展，因此，加强社区康复服务能力的建设，努力从管理上、技术上、资源配置上保证和提高社区康复应有的质量，推进社区康复深入持久地发展，是今后长时间都必须抓紧的一项重要任务。

我国多数社区康复网点的工作仍偏重在医疗康复方面；而把减贫、促进机会均等和社会融合等方面放在社区层面上，从包容和发展的方向推动社区康复，还有相当的差距，因此，尽快把我国社区康复工作的模式从目前的医学-社会模式（偏重医学），加快转型，从认识上到工作上都要转变到社会模式的轨道，这是一个巨大的挑战。

社区康复的资源和基础性建设仍较薄弱，不能充分保障和支撑社区康复的有效实施。人力资源方面缺少经过培训的合格的康复员和管理人员，其数量及质量均属不足，各类康复服务人员都要大大提高认知水平、知识水平和工作能力。在经济上要尽量对贫困残疾人士提供救助或扶助，强化保障系统，使其取得必要的康复服务，满足其康复需求。

社区康复工作方法体系有待建立和认真实施。尽管我国已培育了一批社区康复示范区，但探索 CBR 最佳营运方法（the best way of practice）仅仅开始，不少地方的 CBR 项目收效甚微，除了认识和态度上的因素外，也与没有掌握好管理和运营 CBR 所需的特有方法有密切关系。国内外的经验和案例表明，做好社区康复要靠科学发展的方法（调查研究、评估、以实证实效为依据），以及社会学和社会工作的方法、群众工作和基层工作的方法等，这些方法组成了社区康复的工作方法体系，建立和推广实施这一方法体系，也是一个对我国以至全球社区康复工作者提出的重大挑战。

6. 发展趋势和建议

我国社区康复模式的转型将会在今后一段较长时间内继续进行过渡即按照 WHO《社区康复指南》的理念和任务结构（CBR matrix），从现有的医学 - 社会模式，转变和过渡为以社会模式为主的发展和融合（包容）的模式，以便更全面地实现社区康复的目标。从长远来说，亦将会把现有的以社区为基础的康复演变为以社区为基础的包容性发展（Community-Based Inclusive Development，CBID）。

这个转型的过渡需要有以下几个转变：观念更新，按照 WHO《社区康复指南》的新理念和原则策划和指导社区康复；任务更新，从原来以医疗康复为主转变到以执行社会康复任务为主的全面康复，其标志为遵照新的社区康复任务结构为残疾人提供保健康复、教育康复、生计与职业支持、社会权益倡导与保障、赋权自立等方面的服务；方法创新，从单个或少数部门负责运作为主转变为多个部门紧密协作；把进行常态性的全面康复工作与执行阶段性的重点康复任务结合起来；首先要关注满足社区残疾人群体的多元化的包容性发展的需求；同时又顾及到个别残疾人特殊的具体需求。

# 附录二 "良好实践"（行之有效）工作方法的介绍

"良好实践"（行之有效）是在残疾人融合方面记录良好做法以及分析如何效仿和延续这些积极改变的方法论。"让它行之有效"为我们提供了结合《残疾人权利公约》的原则使各团体能够共同努力记录良好做法并利用事实根据对政策、制度和服务产生积极改变和影响的一系列工具和指导方针。

当我们在本指导方针中谈及"良好实践"之时，实质上我们是在讨论推动"残疾人在与其他人平等的基础上充分而有效地参与社会"的做法，尤其是经过残疾人自身验证对其生活产生积极影响的"好"做法。

"良好实践"（行之有效）突出强调记录和分析本地和文化上适用的做法。从这个意义上讲，良好做法可促进本地资源在本地的利用发挥效用。

对于"良好实践"（行之有效）是指：对残疾人的生活已经产生积极影响（经残疾人自身确定如此）的特定行动。

然而，选取良好实践的事例往往需要作出价值判断。什么被认为是"好"的做法常常会因为境况不同而有所差异。就此而论，任何采用"良好实践"（行之有效）方法论的项目均须结合议题和境况设定识别和选取良好做法事例的相应标准。这应是一个多方利益相关者的过程，而不仅仅是识别和分析各自做法的组织。

《残疾人权利公约》的各条款，尤其是第三条规定的一般性原则，提出了对良好做法之界定标准的国际基准和思考的共同出发点。

《残疾人权利公约》第三条——一般性原则:

a. 尊重固有的尊严和个人自主,包括自由作出自己的选择,以及个人的自立;

b. 不歧视;

c. 充分和切实地参与和融入社会;

d. 尊重差异,接受残疾人是人的多样性的一部分和人类的一份子;

e. 机会均等;

f. 无障碍;

g. 男女平等;

h. 尊重残障儿童逐渐发展的能力并尊重残障儿童保持其身份特性的权利。

在记录良好实践时通常会涉及下列分析内容:

· 不仅分析发生情况,而且分析如何实现的;

· 产生的最显著的变化;

· 受益者对影响的陈述;

· 使做法落实的促进因素;

· 遇到的障碍或者挑战;

· 做法如何在其他境况中得以延续、推广或者效仿。

"良好实践"(行之有效)的方法论是基于发展以事实根据为基础的倡导,推进残疾人享有《残疾人权利公约》中规定的权利。这可以通过识别和记录经由残疾人和其他各种利益相关者(而不仅仅是组织)验证的良好做法,并且利用这一事实根据确定倡导活动。本方法论鼓励主要执行者之间的合作,残疾人及其代表性组织发挥关键作用。通过合作,各团体明确他们想要实现的改变类型以及促进这些改变发生所需要采用的良好做法的类型,继而制定相应的倡导行动。

"良好实践"(行之有效)特别适用于旨在影响和改变残疾人生活状况并且结合《残疾人权利公约》的准则促进残疾人融入社会的组织和个人。无论是项目亦或是举措以影响决策者、服务提供者、发展机构或者民间团体为目标,并且总体目标是解决残疾人融入社会的问题以及实现其权利,那么"良好实践"(行之有效)能够通过以事实根据为基础的强有力的倡导工作帮助您实现这一目标。

　　"良好实践"（行之有效）可用作：

　　学习工具："良好实践"（行之有效）是一大批组织用于建立其现有认知以及发展新认知和技术专门知识的途径，它可以促进经验记录和分析的过程，并且以利用此项认知优化和改变残疾人相关问题为目的，有助于社区、国际和地区之间分享经验和教训。通过利用多方利益相关者的动态和共同审查过程，"让它行之有效"所涉及的组织可有机会向各种发展部门的其他专家学习和借鉴并且通过除残障部门之外的多方利益相关者的参与加强对残障问题的能见度。

　　协作工具："良好实践"（行之有效）要求多方利益相关者借助不同组织合作而确定、选用和验证良好做法，然后利用以事实根据为基础的倡导知识开展相关行动。协作方式可有助于新合作关系、新联盟关系的建立以及促进网络的建立。"让它行之有效"的良好做法在线数据库为残障融合发展提供了全球化平台，这能够增强各方共同努力贯彻落实《残疾人权利公约》，鼓舞世界各地的执行者和机构。

　　赋权的工具："良好实践"（行之有效）可保证残疾人及其代表性组织明确实际有效的举措以及如何效仿或者推广有效举措。赋予残疾人话语权和决策权的基层举措是一个授权的过程。

　　以事实根据为基础的倡导工具：此方法论可用于尝试通过倡导工作施加影响和改变的一切项目和各部门、各领域的举措。"让它行之有效"的"倡导"是指从游说到提高认识、技术培训、长期支持或指导等范围广泛的影响力和改变策略。简单地说，"让它行之有效"是以事实根据为基础制定这些行动。此外，"让它行之有效"可通过以解决为主而不是以谴责违反行为的方式提供建设性倡导，即：侧重于哪些是有效举措而不是强调哪些是无效的。

　　全世界已有 30 多个国家 10 的各种组织采用"让它行之有效"方法论，并且经过证实，这是促进残疾人生活发生改变的有效工具。"让它行之有效"已被用来作为区域性方案、国家级项目和地方性举措的组成部分。此方法论已在广泛多样的议题上得以运用，其中包括：供水、公共卫生、教育、就业、减少灾害风险、土地排雷行动和地方管辖。"让它行之有效"是灵活变通的方法论，可适用于任何干预级别上的任何议题。

# 附录三　在中国开展社区康复的机构、重点项目一览

## 一、国际助残

　　1982 年成立于法国，是为残疾人士提供人道主义援助、为维护残疾人士权益奋斗的国际非政府、非宗教、非政治和非营利机构，目前在全球 59 个国家展开项目。国际助残于 1998 年进入中国开展项目，其目标是通过与各级政府及非政府机构合作在农村地区实施试点项目，以更好地促进中国残疾人士、特别是生活在农村地区的残疾人士的社会及经济融合。

　　国际助残实施的社区康复项目也是经历了不同的发展阶段，发展重点从早期关注社区康复服务体系建设，单纯强调服务提供者的能力建设，发展到目前使用更加社会化的工作方式，强调残疾人的赋能赋权、社区意识改善和社区资源整合的实践策略。主要的工作途径包括：

　　1. 组建或加强社区同伴支持网络，如社区 / 村残协或同残疾人及残疾人家属自助组的发展和建设；

　　2. 加强对社区残疾人行动者（基层工作人员如社区康复员、残疾人专职委员、残疾人联络员以及村干等）的能力建设，改善他们的服务理念和服务方式。

　　国际助残将社区康复项目交由当地残联开展执行和操作，邀请残疾人和当地残联一起参与需求的评估、活动计划的制订和执行以及评估等项目管理环节，同时寻

找和派遣技术人员和管理人员定期支持指导和督导项目进展，并定期开展项目效果的评估和测量，以确保项目的质量。

通过十多年的实践，国际助残逐步形成了社区康复在中国西部地区的实践模式，即利用社区残疾人行动者引导残疾人发现自己的需求，表达自己的需求，推动残疾人群体的能动性，促进社区残疾人组织和网络的发展；又通过残疾人基层组织或同伴网络的发展，在社区开展意识宣传，提升社区和服务部门对残障的整体认识，确保服务部门有效的理解残疾人的需求，提供准确的服务信息或寻找支持及转介服务。这样有点有面的干预方式，一方面提高了残疾人对自身的认识和主动性，提高需求的有效性；另一方面又可以更深入地调动基层社区力量，整合资源，增加了服务的途径和资源，从而提高了残疾人获得服务的效率。这一实践是社区资源整合与开发的机制。

国际助残自 2000 年起在中国开展社区康复试点项目，覆盖区域包括：

| 项目名称 | 融合社区发展项目 | 残障儿童社会融合项目 | 贫困农村社区残疾人发展项目 | 震后残疾人社区融合项目 | 社区康复与融合项目 |
|---|---|---|---|---|---|
| 项目地区 | 西藏拉萨：城关区，墨竹工卡县，曲水县；日喀则地区，昌都地区 | 广西马山县和扶绥县；南宁市郊区 | 四川省越西县 | 四川省绵竹县 | 云南省师宗县和澄江县 |
| 项目时间 | 2000～2015 | 2005～2011 | 2005～2010 | 2009～2012 | 2011～2016 |

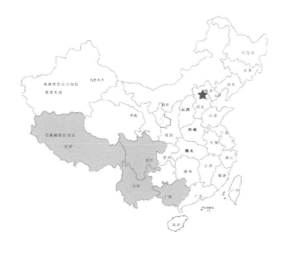

## 二、香港复康会

香港复康会于 1986 年被指定为世界卫生组织的一个复康协作中心，其主要任务之一是在西太平洋区域推动 CBR。香港复康会自上世纪 80 年代起推广 CBR 的概念和实践受方心让教授启发，本着所有残疾人都能获得康复服务、并能在自己的家庭和社区中过上有意义的生活的精神、实用主义和视野的精神，开始将《WHO 社区康复手册》(1983) 翻译为中文，供香港地区使用，并在香港的两个地方开发出了城市社区康复模型（UCBR）。通过这些年的实践，所用的方法已经变为自助和互助小组、自我管理方法，旨在通过社区康复网络（CRN）服务为个体和团队赋能。

在中国大陆，方教授与卫生部一起做出了着重于培训，以大力推动康复服务的决定。从 1989 ～ 1996 年，香港复康会与同济医学院合作在武汉举办了七次面向医生为期一年的课程，与安徽医科大学合作举办了三次类似的面向全国治疗师的课程。香港复康会知道他们需要首先在自己工作的医院和中心建立康复科，而香港复康会还希望他们能成为 CBR 的种子。所以与此同时，通过到处开办从 3 天（乡村医生）到 8 周（孤儿院的儿童保健工作者）不等的培训班，香港复康会着手在全中国的乡村和城市里培训各种当地工作人员。这里面的有些培训项目是与中国残联合作，着重于县级技能培训；有些是在民政部门的儿童和社会福利院的员工中开展。所有的课程都教授知识和技能，但是通过每个课程将活动和参与目标、适应和改造环境、跟所有的持份者的通力协作，以及尊重残疾人的尊严和权力等内容交织其中。尽管这里面的很多参与者在转介系统中的角色不同，但他们都是强有力的 CBR 支持者。

然后在 2008 年，汶川地震灾害需要香港复康会提供更直接的支持。最初，香港复康会组建了一个移动团队，在地震受伤人群居住的社区里面给他们提供帮助。继而将这个外展团队转化为一个本地化、跨专业的模式，加入了社会工作者的参与。香港复康会也支持建立了一个非政府组织——四川扬康残疾人康复技术培训指导中心，他们提供咨询、训练服务，并跟当地实体机构合作，发展一线社区服务。到目前为止，香港复康会继续对各个层面的需要了解 CBR 的工作人员进行能力建设、指导和建议。接受发展社区服务和动员社区的方法可以多种多样的观点，但是香港复康会认为，对所有的持份者而言仍然有发展相同目标和公开交流的需要；而且不管是在香港、内地的城市或农村地区，都应该理解并坚持平等、参与和赋权的原则。香港复康会将继续秉持这样的原则和观点。

## 三、中国残联—嘉道理慈善基金会社区康复合作项目

1999 年～ 2002 年，中国残联和嘉道理慈善基金会合作，率先在河北省赞皇县实施社区康复项目。该项目先进行县康复中心大楼的建设，后开展农村水平的社区康复活动，由于当时理念陈旧、经验不足，社区康复活动效果不甚理想。为了探索一条解决农村残疾人社区康复的有效方法，从 2003 年 6 月到 2007 年 2 月，中国残联在嘉道理慈善基金会的资助下，在河北省南皮县、内蒙古自治区宁城县、甘肃省会宁县、青海省平安县和湖南省吉首市（县级）实施了第一期社区康复服务项目。五个项目实施地区以残疾人的康复需求为导向，利用当地社区资源，以政府为主导，参照城市残疾人社区康复模式经验，为残疾人提供各种康复服务，项目受益地区众多残疾人得到了便捷、廉价的康复服务，生活状况有一定的改善。但要想真正体现贫困农村残疾人的基本需求和权益，主动参与社区康复活动，国内还没有成功经验可以借鉴并在全国推行，需要较长一段时间的探索和实践。

为了满足更多贫困农村残疾人的基本需求，2008 ～ 2010 年，中国残联继续与嘉道理慈善基金会在更广阔的农村残疾人社区康复领域开展第二期合作。引进国际上新的残疾人工作理念，在吉林省安图县等 8 个农业县开展"以人为本"和基于权利的残疾人社区康复合作项目，摸索出一种"摆脱贫困、实现权益、体现社会平等"的农村残疾人社区康复的工作模式。项目力求突破国内城市社区康复工作的传统做法，大胆尝试国际国内以"社会权益"为基础的新的工作模式和理念，不但使项目地区广大农村残疾人受益，还给整个中国残联系统乃至全国更多的领域带来新的观念，成为以社会权益模式开展社区康复工作的示范窗口，促进残疾人事业发展，为真正实现残疾人"人人享有康复服务"的目标做出贡献。

中国残联—嘉道理慈善基金会继前两期项目后再次合作，实施新一期社区康复合作项目，旨在更大范围内，提高残疾人的社会地位，促进中国农村残疾人及其家庭成员能够融入和参与社区发展与决策过程之中。项目选取中国 18 个省（或自治区）的 18 个贫困县（山西平陆、辽宁义县、黑龙江富裕、江苏灌南、浙江庆元、福建上

杭、江西乐安、山东沂水、河南新野、湖北竹山、广东陆河、广西德保、海南定安、四川蓬安、贵州纳雍、云南云县、陕西洛南、新疆察布查尔县）作为项目实施地区。连同前期的 13 个项目县，形成一个完整的、全国范围的、欠发达农村地区的残疾人现代社区康复网络，展示在农村地区推广全面的、以需求为导向的、平等参与的残疾人社区康复服务，是改善残疾人生活质量的有效途径，并在国家有关残疾人政策制定上产生深远的影响。

本项目的设计仍基于对残障问题新的认识和 WHO 的社区康复指南（2010 年）以及以往合作项目的方法，同时吸取了中国残联与其他国际机构合作的项目经验。项目活动包含六个方面：

1. 健康促进与康复服务。

2. 残障儿童全纳教育。

3. 生计支持。

4. 社会倡导和参与。

5. 能力建设。

6. 信息系统和研究。

与之前两期项目相比，第三期中国残联—嘉道理社区康复项目项目主要内容包括：健康促进与康复服务、残障儿童全纳教育、生计支持、社会宣传和参与、能力建设、信息系统和学术研究。

项目实施时期是"十二五"残疾人事业发展的重要时刻，在"十二五"的工作计划中明确提出加速建立农村残疾人的社会保障体系和服务体系基本框架，提高保障水平和服务能力。项目地区抓住当前残疾人事业发展的大好时机，借势发展，确保项目各项活动顺利进行，并将项目工作与国家农村建设和残疾人事业发展紧密结合，学习借鉴国际社区康复新理念、新方法，努力完成项目阶段性任务，对中国残疾人的事业的发展产生更深远的影响。

中国残联长期与嘉道理慈善基金会合作，开展实施国内贫困地区残疾人的康复和职业培训等合作项目，特别赞赏嘉道理慈善基金会以"为弱势群体提供更多生存机会"为服务宗旨，并且始终坚持三个原则：把有限的资源用到最贫困的地区；助人自助，持续发展；确保捐款获得适当及有效的运用。自 2003 年开始，前后通过三期社区康复合作项目，在全国 31 个项目县为残疾人提供各种全面综合性服务，项目受益地区众多残疾人得到了便捷、廉价的康复服务，生活状况有一定的改善，并摸索出一种"摆脱贫困、实现权益、体现社会平等"的农村残疾人社区康复的工作模式。

| 期数 | 第一期 | 第二期 | 第三期 |
|---|---|---|---|
| 地区 | 河北南皮、内蒙古宁城、甘肃会宁、青海平安、湖南吉首 | 辽宁息烽、内蒙科右前旗、河南舞阳、河北魏县、新疆乌什、吉林安图、安徽金寨、宁夏海原 | 山西平陆、辽宁义县、黑龙江富裕、江苏灌南、浙江庆元、福建上杭、江西乐安、山东沂水、河南新野、湖北竹山、广东陆河、广西德保、海南定安、四川蓬安、贵州纳雍、云南云县、陕西洛南、新疆察布查尔县 |
| 时间 | 2003～2007 年 | 2008～2010 年 | 2012～2015 年 |

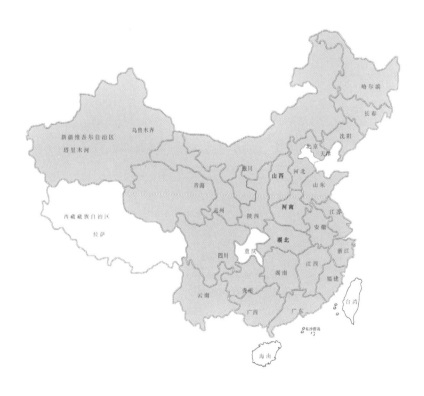

## 四、国际克里斯朵夫协会（CBM）社区康复项目

国际克里斯朵夫协会（CBM）是一个国际发展机构，致力于在世界上最贫困的地区提高当地残疾人的生活质量。

国际克里斯朵夫协会（CBM）凭借其一百多年从事残疾人工作的经验，结合机构的核心价值观，强调残障与贫困互为因果，并与发展中国家的各类社会组织一起合作为残疾人士创建一个"全纳"社会。

通过在全世界范围建立合作伙伴关系，国际克里斯朵夫协会（CBM）寻求和促进在全世界范围内建立一个残疾人士可以充分享受他们的各项权利并实现自己的潜能的"全纳"社会。国际克里斯朵夫协会（CBM）的具体工作包括：

◆ 支持建立视力健康、听力健康、社区精神健康和肢体康复等的全面康复体系；

◆ 保障包括最边缘群体在内的所有人都可以享受的全纳教育；

◆ 通过以社区为基础的包容性发展构建具有自我"恢复力"的全纳社会；

◆ 推行全纳应急和减灾响应机制；

◆ 加强国际化的政策，倡导活动以实现残疾人士的各项人权，并促进残疾人士的残障包容性发展。

国际克里斯朵夫协会（CBM）在中国的项目始于20世纪80年代，经过将近30年在中国的项目实施，与中国残联、各省级残联及市级残联都有项目上的合作并建立了良好的合作伙伴关系。

在国际克里斯朵夫协会（CBM）的援助下，泸州市社区康复项目从1997年开始到2001年在合江县的9个乡镇得到实施，专注于盲人的定向行走培训。从2002-2005年，项目扩展到其他残障类型（肢体、聋哑和低视力），但仍专注于康复，以康复员直接提供康复训练为主。泸州市政府对残疾人工作十分重视，各级政府相应投资资金，在多部门如卫生、民政、教育等的配合下，社区康复工作被列入泸州市残疾人"十一五"规划，项目得到了进一步的发展，为综合的社区康复扩展奠定了坚实的基础。从2006～2009年底，项目得到迅速发展，综合性的社区康复模式得

以全面推广，覆盖全市 7 个县、区的 112 个乡镇（占全市 142 个乡镇的 79%）。社区康复由单纯的功能性康复转为综合性的社区康复，并融入了当地残联工作和政府的规划。合作伙伴不断地探索出符合当地发展的社区康复发展模式，同时也着眼于扩大网络协助、开发资源以达到持续发展，为更多有需求的残疾人服务。

与云南省残联合作的社区康复项目开始于 2006 年，主要通过系统社区康复项目的实施，促进云南省 10 个县区（曲靖市宣威市、怒江州兰坪县、保山市隆阳区、昭通市昭阳区、楚雄州姚安县、文山州砚山县、西双版纳州勐纳县、迪庆州香格里拉县、临沧市云县、德宏州盈江县）的残疾人及其家庭成员的社会融合。经过近十年的项目工作，项目县在如下方面取得了长足进步：

1. 综合性的社区康复发展策略得到发展和实施。

2. 社区参与满足残疾人的需求得到加强。

3. 倡导和转介网络得以建立。

4. 工作人员和康复协调员均得到培训。

5. 资源动员发展与实施具有一定的持续性。

## 五、中国残联英国隆纳济世助残合作项目介绍

　　隆纳济世助残（Leonard Cheshire Disabilities，LCD）于 1948 年创立于英国，总部位于伦敦，是目前英国最大的为残疾人提供服务的非政府组织。该组织活动主要分国内和国际两大部分，国内活动涵盖残疾人康复、教育、劳动就业、托养服务、社会募捐等各个服务领域，国际活动主要涉及国际合作项目开发和"济世之家全球联盟"建设。该组织与全球 52 个国家的 255 个组织建立了合作伙伴关系，并在欧洲、非洲、美洲、亚洲和太平洋地区设立了 6 个地区办公室，与合作伙伴共同开展融合教育、康复照料、研究倡导和经济赋权等项目。

　　隆纳济世助残与中国残疾人联合会拥有良好的合作发展关系，分别于 1989 年和 1994 年援助我国在昆明和武汉各建立了一所"济世之家"。昆明"济世之家"由云南省残疾人联合会直接领导，主要为残疾人提供职业教育服务。武汉"济世之家"由武汉市残联管理，下设康复特教职业培训学校、康复体疗中心和盲人按摩指导中心。

　　2006～2007 年，隆纳济世助残和中国残联在武汉合作开展了残疾人创业培训扶持项目，为残疾人职业培训提供了一个新模式——民生资源中心模式。该模式为残疾人提供符合个人需求的培训和支持，使残疾人有机会开展他们所选择的生计活动。

## 农村残疾人民生资源中心项目（2009～2012）

　　为进一步扩大武汉项目的成功经验，积极为农村地区的贫困残疾人探索新的扶贫策略，中国残联与隆纳济世助残决定在河北卢龙县、甘肃清水县、陕西白水县和蒲城县开展为期三年的农村残疾人民生资源中心项目。该项目自 2009 年 7 月开始实施，至 2012 年 6 月项目结束期间，累计培训贫困残疾人 7086 人，为 772 名残障学员发放了创业扶持资金（含小额赠款和无息贷款）。经过项目县民生资源中心的培训与支持，已有 391 名残疾人就业，1714 名残疾人开展创业活动，创业涵盖了种植、养殖、加工、手工艺、修理、零售商店等其他服务类领域。

　　项目提出的"尊重需求，发展能力"的农村民生资源中心模式，在一定程度上，

提高了项目县农村残疾人的生产生活能力，增加了贫困残疾人的家庭收入。特别是，在为贫困残疾人提供使用技术培训和必要的创业扶持资金外，项目还引进了外方新的培训理念和技术："软"技能培训，内容涉及自信心提升、人际关系、康复保健、生活自理、工作环境融入等，从提高残疾人的软实力和硬技能入手，增强残疾人自我发展能力。

## 农村残疾人经济融合发展项目（2014 ~ 2017）

为进一步巩固和完善民生资源中心模式在农村残疾人扶贫开发工作中的有效性，缓解并逐步消除残疾人绝对贫困现象，与隆纳济世助残在 2013 年向香港嘉道理慈善基金会联合申请了第二期农村残疾人经济融合发展项目，并于 2014 年 2 月成功获得嘉道理基金会批准和资金支持。项目期限为 2014 年 4 月至 2017 年 3 月。项目试点县为：黑龙江拜泉县、吉林汪清县、辽宁清源县、内蒙古科尔沁左翼后旗和山西吉县。项目的目的是通过推动经济融合发展，帮助农村残疾人减贫。项目的执行将有助于落实《农村残疾人扶贫开发纲要（2011 ~ 2020）》关于缩小城乡残疾人收入差距的要求。

# 附录四 社区康复相关资料介绍与索引

1.《联合国残疾人权利公约》

   http://www.un.org/disabilities/default.asp?id=150

2.《世界卫生组织 - 世界残疾报告》

   http://www.who.int/disabilities/world_report/2011/report/zh/

3.《世界卫生组织 - 社区康复指南》

   http://www.who.int/disabilities/cbr/guidelines/zh/

4.《联合国关于残疾人的世界行动纲领（摘要）》

   http://www.cdpf.org.cn/zcwj1/flfg/200711/t20071130_25298.shtml

5.《中华人民共和国残疾人保障法》

   http://www.cdpf.org.cn/zcwj1/flfg/200711/t20071114_25284.shtml

6.《无障碍环境建设条例》

   http://www.gov.cn/zwgk/2012-07/10/content_2179864.htm

7.《残疾人就业条例》

   http://www.cdpf.org.cn/zcwj1/flfg/200711/t20071114_25286.shtml

8.《残疾人教育条例》

   http://www.cdpf.org.cn/zcwj1/flfg/200711/t20071114_25284.shtml

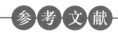

参 考 文 献

1. WHO，UNESCO，ILO，IDDC. Introductory Booklet of Community-based Rehabilitation: CBR Guidelines [M]. Geneva: WHO, 2010:15-70.

2. 卓大宏，Sheila Purves，李建军，黄晓琳，中国社区康复的现状、面临的挑战和发展趋势，中国康复医学杂志，2015,30（7）：635-639.

3. 国际助残 . 社区康复基层工作人员手册，北京华夏出版社，2008.

4. 国际助残 . 社区康复管理者手册，北京，华夏出版社，2009 .

5. 张金明，刘宇赤，社区康复与两个体系建设关联性分析，残疾人研究 2013，3（3）:59-62.

6. 张金明，赵悌尊 . 国际社区康复发展趋势及对我国社区康复工作的思考 . 中国康复理论与实践 ,2011,17(2):184-186.

7. 张金明，社区康复需要跨学科发展，中国残疾人，2013，12:59.

8. 张金明，社区康复重点在农村，中国康复，2015,30（4）：315-316.

9. 张金明，现代社区康复评价工具的开发，中国残疾人，2014，7:70.

10. 张金明，从社区康复到社区融合发展，中国残疾人，2016.3:61.

11. 孟晓，韩纪斌，曹跃进. 试论社区康复的国际理念与中国实践. 残疾人研究，2011，4:41-47.

12. 第二次全国残疾人抽样调查办公室 . 第二次全国残疾人抽样调查主要数据手册 [M]. 北京：华夏出版社，2007.14-19.